图解圆运动古中医临床应用丛书

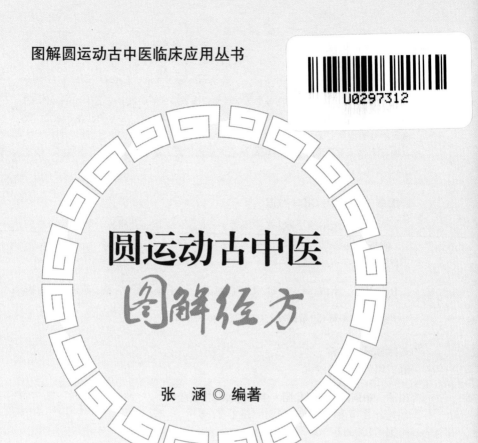

圆运动古中医
图解经方

张　涵◎编著

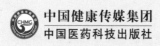

中国健康传媒集团
中国医药科技出版社

内 容 提 要

圆运动理论源于《内经》之医理；圆运动的理论贯穿《本草经》之药理、《伤寒论》之方法。本书用圆运动的古中医学理论以图表形式解读数十首经方，诠释经方的组方原理。把玄妙难解的问题具体化、把复杂的问题简单化、抽象的问题形象化，尝试诠解医圣蕴含之秘，旨在斯契真要、洞明方法，达到活用经方、灵活组方目的。本书内容丰富，生动形象，具有很高的临床应用价值，能够帮助读者开阔视野，增进学识。

图书在版编目（CIP）数据

圆运动古中医图解经方 / 张涵编著 . —北京：中国医药科技出版社，2022.11（图解圆运动古中医临床应用丛书）

ISBN 978-7-5214-3112-4

Ⅰ.①圆… Ⅱ.①张… Ⅲ.①《伤寒论》—经方—图解 Ⅳ.① R222.26-64

中国版本图书馆 CIP 数据核字（2022）第 048266 号

美术编辑 陈君杞
版式设计 南博文化

出版 **中国健康传媒集团** | 中国医药科技出版社
地址 北京市海淀区文慧园北路甲 22 号
邮编 100082
电话 发行：010-62227427 邮购：010-62236938
网址 www.cmstp.com
规格 880×1230mm $^1/_{32}$
印张 4 $^1/_2$
字数 112 千字
版次 2022 年 11 月第 1 版
印次 2022 年 11 月第 1 次印刷
印刷 三河市万龙印装有限公司
经销 全国各地新华书店
书号 ISBN 978-7-5214-3112-4
定价 **38.00 元**

获取新书信息、投稿、为图书纠错，请扫码联系我们。

前言

"学习古中医学，必须追本溯源，回归经典"，先师讳李可先生倡导"复兴中医，要从娃娃抓起"。为继承先师遗志，余不揣浅薄，自2010年创办六度古中医学堂，回归师承教育，诵读经典不辍，躬行临证见习，耕种采药炮制，教学相长，同学共习。体解古圣先贤慈悯苍生之无量悲心，每思古中医护佑我辈之恩德，则肃然起敬，礼敬黄帝岐伯神农诸古圣贤！礼敬医圣仲景先师、历代传承祖师！礼敬《内经》《神农本草经》诸医学经典！礼敬《伤寒论》！

"传承中医，我之责任"，我辈自当挑起重担，发愿传承古中医，解救含灵疾苦，服务大众健康。

《伤寒论》集理法方药之大成，为入仲景先师之门必由之径，我辈学者当以六经为津梁，揣摩圣意，思求经旨，了达医圣本怀。

我愿把学习《伤寒论》千虑之一得，与大家分享，希望对中医的普及能有所裨益，并希望能得到善知识的指教斧正。

大道至简，圆运动理论，是我们这个世界的运动规律，其大无外，其小无内。

本书尝试以圆运动之理，管窥经方；以图表式解读数十首经方，意在使人人都能读懂《伤寒论》经方，让中医理论通俗化，简单化，形象化；抛砖引玉，使人人都能开启独立思考，使人人都能读懂中医生理、病理、治法、药理。医者明明白白遣方用药，病人明明白白服药治病。

《伤寒论》以六经为提纲，把人划分为六个部分，三阳和三阴。对于没有中医基础的人来讲，阴阳理论有些玄秘难懂。

我尝试解读六经，把人体比喻为一枚桃子，桃子的皮毛相应比喻太阳，桃子的果肉以喻阳明，桃核喻三阴，桃核硬壳相应太阴，桃仁应少阴，桃仁的胚芽喻厥阴，桃核与桃肉交界及其纹理丝络，喻为少阳。

把无形之阴阳道理，解读为有形可观的桃子，人人能懂，复杂的生理医理，变得简洁明了，一览无余。旨在把中医专业高深的理论，通俗易懂地呈现出来。

另外三阳三阴的开阖枢理论也以通俗的比喻，而变得简单易懂。

青少年时读《伤寒论》不得要领，艰辛非常，偶尔以症索方，有时亦获桴鼓之效，究不明理。

2006年得入师门，先师讳李可先生馈赠我一套书，彭子益先生《实验系统的中医学讲稿》，并不断耳提面命，督促我细读、精读。数次精读，并在日常的生活学习中，念念在兹，不断把圆运动理论融入生活，成为一种思维习惯。2007年一天忽然欣喜异常，三天内用圆运动理论，把一大部分经方画了圆运动图解。方才惊叹古圣先贤、仲景先师才高识妙，经方之美轮美奂，组方用药巧夺天工！

后在数年日常尝药之时，对每一味所尝中药，用圆运动的理论理解图解。反复修正多次，勤求古训，并不断验之于临床，加深修正。

在学堂日常学习中，参考前贤论著，用圆运动理论尝试解读过三遍《神农本草经》，三遍《内经》，三遍《伤寒论》。每次皆有不同的收获,教学相长,信不虚焉。然余方寸智识,难度古圣先贤、仲景先师本意。每念及此,惶恐汗出。

2009年得识中国医药科技出版社董旭老师,感恩老师不断鼓励我写跟师抄方心得,期间又多次鼓励我写《圆运动古中医古图解经方》《圆运动古中医图解本草经》,因考虑到题材宽泛,且个人学识浅狭,不敢动笔。但又觉得如果不写,担当何在?踟蹰徘徊纠结多年,用书恨少,悔黑发不勤!

至今不断把个人理解,反复验之于临床,努力做到明明白白遣方用药。勉强思求经旨,以演其知,方敢公之于众,请方家指正。

《圆运动古中医图解经方》《圆运动古中医图解本草经》经过十余年的准备努力,几次搁笔兴叹,总算完稿。然而,疏漏谬误难免,诚惶诚恐之至,个人管窥之见,一己分别,不是定解,唯恐曲解圣意。

愿有志学医之人读之,受些许启发,使直达中医殿堂,避免探索之艰辛。

善言古者,必有验于今,以临床验之,信知古中医学必能救济病苦,护佑苍生。另有《圆运动古中医临证应用》及续《圆运动古中医临证应用:外感篇》《圆运动古中医临证应用:杂病篇》是对此理论的具体应用医案。

感念先师讳李可先生教导之恩!先师复兴中医之遗愿时刻鞭策吾辈中医人勉力前行!

感谢中国医药科技出版社!感谢董旭老师的鼓励和无私帮助!感谢所有对中医药学传承传播做贡献的人!

2022年7月
张涵于河南濮阳六度古中医学塾

目录

圆运动古中医概论 ……………………………………… 1

中气 …………………………………………………… 3
圆运动的整体观 ……………………………………… 6
生病的原理 …………………………………………… 7
治病的原理 …………………………………………… 7

《伤寒论》六经的圆运动原理 ………………………… 11

天之六气与十二经 …………………………………… 12
　十二经名与天之六气同名，与天之六气的关系 …… 13
《伤寒论》六经 ……………………………………… 13

太阳篇 …………………………………………………… 15

概述 …………………………………………………… 16
　生理和病理原理 …………………………………… 16
　　表与荣卫 ………………………………………… 16
　　太阳经络 ………………………………………… 18

太阳病的原理 ·· 19

太阳表证 ··· 21

中风证 ··· 21

桂枝汤 ··· 22

芍药甘草汤 ··· 25

桂枝去芍药汤 ······································· 26

桂枝加葛根汤 ······································· 27

桂枝加附子汤 ······································· 28

桂枝去芍药加附子汤 ····························· 29

桂枝加厚朴杏子汤 ······························· 30

桂枝加黄芪汤 ······································· 31

桂枝加龙骨牡蛎汤 ······························· 32

小建中汤 ··· 33

太阳伤寒证 ··· 33

麻黄汤 ··· 34

葛根汤 ··· 35

小青龙汤 ··· 36

大青龙汤 ··· 37

大青龙汤加附子 ··································· 38

麻黄杏仁甘草石膏汤 ··························· 39

芍药甘草附子汤 ··································· 40

太阳病里证 ··· 40

五苓散 ··· 41

茯苓甘草汤 ··· 42

猪苓汤 ··· 43

桃核承气汤 ··· 44

抵当汤 ··· 45

三物白散 ·················· 46

大陷胸汤 ·················· 47

大陷胸丸 ·················· 49

小陷胸汤 ·················· 50

文蛤散 ···················· 51

半夏泻心汤 ················ 52

大黄黄连黄芩泻心汤 ········ 53

附子泻心汤 ················ 54

旋覆代赭汤 ················ 54

桂枝人参汤 ················ 55

炙甘草汤 ·················· 56

阳明篇·············· 59

概述················· 60

阳明经络 ·················· 60

阳明病 ···················· 61

表虚证 ···················· 61

阳明经气虚 ················ 61

阳明经邪气盛 ·············· 61

阳明表热证 ················ 62

阳明里热证 ················ 62

阳明腑实证 ················ 62

阳明表寒证 ················ 62

阳明经热证 ················ 63

白虎汤 ···················· 63

白虎加人参汤 ·············· 64

大承气汤 ·· 64

小承气汤 ·· 65

调胃承气汤 ·· 66

白蜜煎 ·· 67

麻子仁丸 ·· 68

四逆汤 ·· 69

大黄附子细辛汤 ·································· 70

厚朴七物汤 ·· 71

理中汤 ·· 72

附子粳米汤 ·· 72

小半夏汤 ·· 73

大建中汤 ·· 74

瓜蒂散 ·· 75

茵陈蒿汤 ·· 76

麻黄连轺赤小豆汤 ······························ 77

栀子柏皮汤 ·· 78

栀子大黄汤 ·· 78

大黄硝石汤 ·· 79

少阳篇 ·· 81

概述 ·· 82

小柴胡汤 ·· 84

柴胡芍药枳实甘草汤 ·························· 86

大柴胡汤 ·· 87

柴胡桂枝汤 ·· 88

柴胡桂枝干姜汤 ·················· 89

太阴篇 ·················· 91

概述 ·················· 92

白术枳实干姜白蜜汤 ·················· 94

黄芪五物加干姜半夏汤 ·················· 94

半夏茯苓汤 ·················· 95

人参白术芍药甘草汤 ·················· 96

厚朴四物汤 ·················· 97

理中加黄芪汤 ·················· 98

桂枝去芍药加茯苓白术汤 ·················· 98

厚朴枳实白术甘草汤 ·················· 99

少阴篇 ·················· 101

概述 ·················· 102

麻黄附子细辛汤 ·················· 103

麻黄附子甘草汤 ·················· 104

附子汤 ·················· 105

当归四逆汤 ·················· 106

黄连阿胶汤 ·················· 107

苦酒汤 ·················· 107

白通汤 ·················· 108

白通加猪胆汁汤 ·················· 109

真武汤 ·················· 110

厥阴篇 ··· 113

概述 ·· 114

乌梅丸 ·· 116

吴茱萸汤 ·· 117

人参附子汤 ·· 118

麻黄升麻汤 ·· 119

干姜黄芩黄连人参汤 ······················ 120

柏叶阿胶汤 ·· 121

白头翁汤 ·· 122

甘草粉蜜汤 ·· 123

茯苓泽泻汤 ·· 124

小柴胡加茯苓汤 ································ 125

肾气丸 ··· 126

烧裈散 ··· 126

结语 ··· 131

圆运动古中医概论

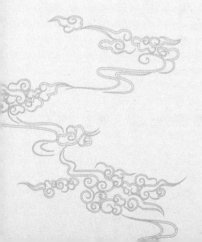

　　圆运动是我们这个世界的运行规律；大到宇宙的天体运行，小到我们体内的细胞，乃至微观世界的粒子，都遵循圆运动的规律。"其大无垠，其小无内"放之四海皆准。

　　太阳的东升西落，日复一日的升浮降沉，是一个圆运动。年复一年的循环往复是一个大的圆运动；一年之中，二十四节气，是地球围绕太阳圆运动的时相节点。大气随着升浮降沉的变化，孕育了物候的变化；节气的名称就是物候的特点：立春、雨水、惊蛰、春分、清明、谷雨，对应的是春天大气温升的物候；立夏、小满、芒种，小暑、大暑对应夏天大气热浮的物候，立秋、处暑、白露、秋分，寒露、霜降对应的是秋天大气凉降的物候，立冬、小雪、大雪、冬至、小寒、大寒对应的是冬天大气沉寒的物候；春天温升的大气使草木生发，夏天热浮的大气使草木盛长开花，秋天凉降的大气使草木结果成熟，冬天沉寒的大气使草木和种子封藏，一年的大气升浮降沉是一个大的圆运动。

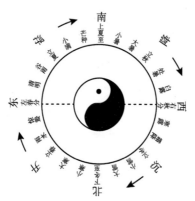

图1-1　二十四节气圆运动详细说明

　　一年分四季，其气象春天属木、夏天属火、秋天属金、冬天属水。

一年若按六气划分，则每气两个月，依大气的温热凉寒的气象特点命名，初之气名厥阴风木，二之气名少阴君火，三之气名少阳相火，四之气名太阴湿土，五之气名阳明燥金，终之气名太阳寒水。这是对一年大气的圆运动不同时相的状态描述。

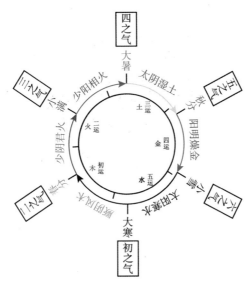

图1-2　五运六气圆运动主气运动图

一年的大气圆运动按五运来分，五运更治，初运属木、二运属火、三运属土、四运属金、终运属水。

中气

"中气者，生物生命之所从出"；"散则为气，聚则成形"；气的升浮降沉形成的圆漩，使能量聚集，就是人体的中气。"人之有生，先有中气，后有四维。中气如轴，四维如轮"，轮运轴灵"；生命即是能量的聚集。

古代有圣人曾对人体自入胎开始的生理状态作了详细的论述，父精母血和合运旋相引，住胎三十八个七日，每七日皆有不同风轮，生长五脏六腑四肢百骸九窍经脉毛发。此风轮即是中气。

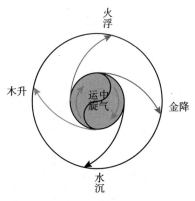

图1-3　中气圆运动图

人体内在统一的中气运旋中，又有许多小的气的漩涡，如同银河系中的各个星系一样，肝、心、脾、肺、肾五脏各是一个气的漩涡。

人秉大气的木气而生肝脏与胆腑。秉大气的火气而生心脏与小肠腑。秉大气的金气而生肺脏与大肠腑。秉大气的水气而生肾脏与膀胱腑。

五脏之小风轮中亦有独立的能量，中医学称之谓"魂、神、魄、意、志"。

心脏中独立的能量谓神，主神明，统血脉、主心脏之搏动。

肺脏中的能量谓魄，自主肺的呼吸，主宗气司呼吸，宗气者气之宗也。

每个人的中气即是聚集生命能量的动力，此动力能量即产生了个体的重力中心——元气。受此重力中心的吸引，肝、脾、肾脏亦各有自主的功能。

五脏圆运动图

"轴运轮行，轮运轴灵"。

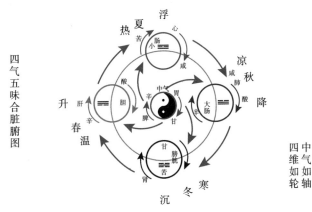

图1-4　圆运动五脏气机运转图

轴运轮行即是中气运旋使四维气机升降；木气升发，火气煊通，金气敛降，肾水封藏，和于天地四时二十四节气；一日之中，一时之中，气机循环圆运、生生不息。

轮运轮灵，四维升降循环周流，即能化生中气；四维运旋，不断补充中气，使中气充足，运旋有力。中气的圆漩运动无处不在，不但大的天体运动是圆运动的规律，小到人体内的每个细胞均有气机的升降浮沉圆运动。

如肝木之风轮称谓木轮，肝木有独立的气机升与降；肝木因中气之升而有生发之作用，即是肝木之升；肝木之下降谓洩，疏是疏导，洩即是泄浊之意；疏洩即是肝木升降而产生的作用。

心火之风轮亦有独立的气机升与降，心火有煊通之作用，心之升为煊，煊即是敷布阳气、主神明、君火以明。心火之降即是通，通调血脉。心火在整个中气的圆运动中是升极而浮，趋向下降的。

肺金之风轮亦有独立之升降，肺金之升，能敷布阳气，司皮肤汗孔之开；肺之降敛，能收阳气使归于下。在整个的中气圆运动中肺金的作用是敛降的。

肾水之风轮亦有独立的升降作用，司肾水之封藏、开合、涵木。肾受五脏六腑之精而藏之，化为有形后天之精，是生命体的全息，能繁衍生息。

脾土之风轮亦有独立的升降作用，主运化；化就是化五谷为精微，运就是把此精微输运至血脉，以营养四肢百骸、五脏六腑。脾之升降能把水湿运至水道。

细而分之，无处不有气机的升降，故无处不有圆运动。

圆运动的整体观

人体内小的圆运动规律必须顺应大自然的圆运动规律，即是古人"天人相应""合于天道"的整体观。与大自然的圆运动规律息息相关，顺应自然规律就能够生生不息，生长壮老已。人们顺应日圆运动规律而"日出而作、日落而息"；顺应年的圆运动规律而春生夏长秋收冬藏。

《内经》言"令和天道，必有终始，上应天光星辰历纪，下副四时五行"；"一候后则病，二候后则病甚，三候后则病危"。人体的圆运动若不能顺应大的天道圆运动规律即病，若逆于大的圆运动则死。

"顺天者昌，逆天者亡"。我们人体的升浮降沉的圆运动规律要与大自然的春夏秋冬圆运动规律同步，我们的时钟先于天地的时钟就是太过，反之就是不及；太过不及都会致病。

生病的原理

疾病产生的原因有内伤、外感、不内外因。仲圣言："千般灾难，不越三条：一者，经络受邪，入脏腑，为内所因也，二者，四肢九窍，血脉相传，壅塞不通，为外皮肤所中也；三者，房室，金刃，虫兽所伤。以此详之，病由都尽。"这些病因能够影响中气的圆运动不圆，造成疾病。或者使人体中气的圆运动与天道不同步，形成疾病。所以，所有内伤和外感的疾病都是源于"本气自病"；无形的中气先病，而后表现为有形的疾病。

《内经·离合真邪论》言："气之盛衰，左右倾移。"比如生发太过，会造成圆运动不圆；比如降敛不及也能造成圆运动不圆；升发不及也能造成圆运动不圆。圆运动四维某处运行受阻也能造成圆运动不圆；中轴不运也能造成圆运动不圆。

外邪入侵能够使中气的圆运动失常，形成疾病，比如外感寒邪，会影响经络运行，或者经络寒凝，壅塞不通，气血运行不能与天道同步，而产生疾病；比如风邪入侵，使卫气散懈，不能收降，而产生疾病。

起居失常，房室、金刃、虫兽所伤，也会引起中气虚损，躯体形伤，产生疾病。

简而言之，之所以生病，其一正虚——气之盛衰荣卫倾移；其二邪实——外邪侵入或者毒邪内入。

治病的原理

通过扶正和祛邪两种方法，使自身圆运动复常。

扶正的方法，就是调整荣卫气血的"倾移"不平衡。"以上调下，以左治右"，"有余不足，补泻于荥输"，"高者抑之，下者举之，有余者损之，不足者补之"。

祛邪的方法，就是祛除侵入体内的邪气。祛邪的方法有两种，一种是"开鬼门"：将由表而入的外邪，表散出去，外邪之来路即是邪之出路。另一种祛邪的方法是"洁净府"；把入里的邪气涤荡而出。解毒也属于"洁净府"的方法。

把不圆的圆运动变圆了，病就治好了。

把升发太过的降下来，浮得过分的沉下来，沉得过分的升起来。属于扶正。把侵入体内的邪气祛除，使正气恢复，圆运动复常，属于驱邪。祛邪和扶正，目的都是要把人体的圆运动复常。

治病的方法有多种，无非是驱邪与扶正。"黄帝兴四方之问，岐伯举四治之能"：谓砭石、灸焫、导引、九针、毒药。或"以上调下，以左治右"，"有余不足，补泻于荥输"，"高者抑之，下者举之，有余者损之，不足者补之"，或者移精变气，治其精神。

利用药性的偏颇，以偏救偏，使圆运动复常；利用药味的偏颇，以偏救偏，使圆运动复常；利用药的无毒有毒、攻邪祛邪解毒，以偏救偏，使圆运动复常。

升的药是温性的；浮的药是热性的；降的药是凉性的；沉的药是寒性的。用药的升浮降沉，以偏纠偏，把人偏离的圆运动维持成一个圆融的运动，使之至中、至和、至正、至圆，治病就是让他达到归于和、平、中、正。

如何判断分析本气圆运动的状态？

如何辨证论治？

分析圆运动不圆的原因，是太过还是不及，怎么形成的，怎样发展的，也就是病机。还要分析是什么原因造成的，也就是病因。明辨病因病机，则执万病之牛耳，病无遁形。然后才能选择相应的治法。

《伤寒论》集古圣先贤的智慧，以六经辨证为提纲，为我们后世垂方法，立津梁。

《伤寒论》六经的圆运动原理

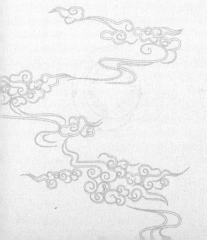

天之六气与十二经

人身之经，是气血运行的道路。气血运行的规律与天道相应，一日一夜五十营于周身。分手足各六经：手三阳经、手三阴经，足三阳经、足三阴经；手足六经连系五脏六腑，四肢百骸，彭子益先生把经络比喻为输电之线，五藏为蓄电的电瓶。

细分之，十二经每一经都是一个圆运动，每一经上每一个穴位都是一个独立的圆运动；每一个小的圆运动都与天道大的圆运动相合。手足阴阳表里相合为一圆运动；整体的十二经是一个大的圆运动。

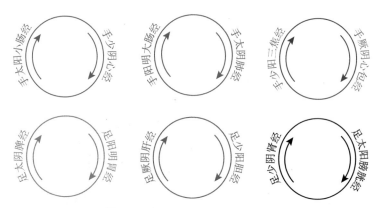

图2-1　表里阴阳经相合圆运动图

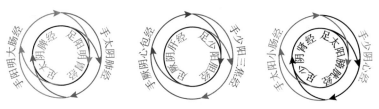

图2-2　十二经阴阳相合圆运动图

十二经名与天之六气同名，与天之六气的关系

前贤黄元御在《四圣心源》中作了详细论述："其在天者，初之气，厥阴风木也，在人则肝之经应之；二之气，少阴君火也，在人则心之经应之；三之气，少阳相火也，在人则三焦之经应之；四之气，太阴湿土也，在人则脾之经应之；五之气，阳明燥金也，在人则大肠之经应之；六之气，太阳寒水也，在人则膀胱之经应之。"

"天人同气也，经有十二，六气统焉。足厥阴以风木主令，手厥阴火也，从母化而为风；手少阳以相火主令，足少阳木也，从子化气而为暑；手少阴以君火主令，足少阴水也，从妻化而为热；足太阳以寒水主令，手太阳火也，从夫化而寒；足太阴以湿土主令，手太阴金也，从母化而为湿；手阳明以燥金主令，足阳明土也，从子化而为燥。"

前贤黄元御于此一段，诠释了手足阴阳经不同气为何同名的疑问。

《伤寒论》六经

《伤寒论》六经，彭子益先生喻为"六瓣之橘"，"经"为家之意，六经即是六家，家有表有里，表即是荣卫，里即是脏腑；表的外墙荣卫是共用的。

三阳在表，表也有浅深；三阴在里，里也有深浅。人身宛如城池，城墙为表，内有街衢巷陌，庭院宫廷。街衢巷陌如同经络，庭院宫廷即是脏腑。

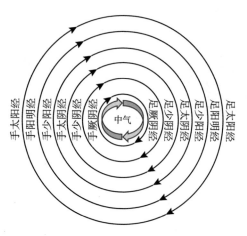

图2-3 伤寒论六经圆运动图

三阳为表，太阳在表的最外层，为一身之外卫，为开；阳明其次，为阖；少阳临近阴，称为半表半里，为枢。

三阴在里，为太阴、少阴、厥阴。太阴为开，少阴为枢，厥阴为阖。

我们用桃子做比喻，最外层的皮毛，就是太阳；其次的桃肉就是阳明；桃肉与桃核之间的间隙络脉就是少阳；桃核的硬壳就是太阴；两瓣桃仁就是少阴，桃仁的胚芽就是厥阴。

太阳篇

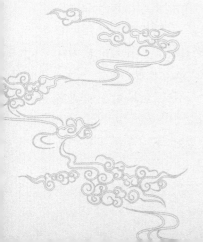

概述

生理和病理原理

表与荣卫

太阳分野是《伤寒论》六经的表里层次的最外层，为一身之外卫，防护之藩篱。

太阳主开（開），"开"的字义就是大门关闭并闩上门闩，河南濮阳以前也叫开州，也是防卫的意思，开州城中心阁牌楼上书"北门锁钥"，意思非常明确，在北宋濮阳（属于大名府管辖）以北属于辽国，开州就是北方防御的国门，是屏障。所以古文"开"的意思是门户锁钥，防御外邪；但门户并不是只闭不启，自己人是可以从门户出入的，是有"锁钥"的，相应人身体的皮肤汗孔。

太阳的分野在表——皮毛，皮肤、汗毛、汗孔是人体的城墙、门户；表内有荣卫二气循行，以敷布阳气、荣养皮毛、开阖汗孔、感知环境大气的寒热温凉。

城墙是阵地，荣卫是守卫阵地的兵，也称营卫。

荣气又称营气，营者营帐也；营气就是城内营帐之兵。

营气的性质温煦散发煊通，禀于肝木的生发疏泄和心火的煊通；《内经》："荣者，水谷之精气也。"营气由脾胃运化五谷精微而生，在内能化生为营血，流行周身脉中；在外能化为汗液，循环运行于表，即能荣养肌肤毛发，润泽皮肤。

《伤寒论》："荣行脉中，卫行脉外"卫气是城墙上戍边之兵，循行于外；《内经》："卫者，水谷之悍气也，其气慓疾滑利，不能入于脉也，故循皮肤之中，分肉之间"，卫气来源于水谷，由肺敷布于表，禀肺的敛降之气，所以能够收敛；卫气降下来入肾，就是肾的固藏之气，所以也称卫出下焦。

在表营卫二气，卫气入内休养则为荣气，荣气出外成守则为卫气。此二气本是一气周流，彼此交织更替，形成一张人体"防护网"，荣养皮毛、抵御外邪，收发有度。两气根本同源，譬如毛衣，针线交织，却本为一线。荣卫二气交合之处即毛衣的孔隙，在人体中即为汗孔。

平人不病则荣卫交合，荣气发散与卫气收敛达到动态的平衡，皮毛能感知环境气温变化，受肺的制节；《内经》："肺主皮毛"。肺为相傅之官，治节出焉，可调节荣卫的收发。遇寒则汗孔收而闭拒，遇热则汗孔开而汗出。

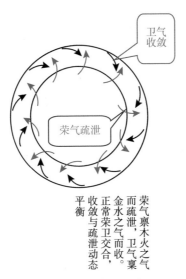

荣气禀木火之气而疏泄，卫气禀金水之气而收。正常荣卫交合，收敛与疏泄动态平衡

图3-1　正常荣卫示意图

荣卫不能交合，分即是病。比如荣气受寒凝阻，不能循行皮肤，则呈现"恶寒，发热，无汗"的表实证。若卫气受伤，

不能收敛，则荣气散溢，症见"发热、汗出而恶风"。在表之荣卫收敛与散发失度就是表证。

"寒伤荣，风伤卫"。在外感病中，伤寒和伤风是常见的引起荣卫失常的病因。

引起荣卫不能交合的病因很多，有外感，有内伤。

太阳经络

太阳分野的荣养途径是太阳经络；太阳经循行于体表，手太阳经从手走头，足太阳从头走足。《灵枢·经脉》："小肠手太阳之脉，起于小指之端，循手外侧上腕，出踝中，直上循臂骨下廉，出肘内侧两骨之间，上循臑外后廉，出肩解，绕肩胛，交肩上，入缺盆，络心，循咽，下膈，抵胃，属小肠；其支者，从缺盆循颈上颊，至目锐眦，却入耳中；其支者，别颊，上䪼，抵鼻，至目内眦（斜络于颧）"。《灵枢·经脉》曰："膀胱足太阳之脉，起于目内眦，上额，交巅。其支者：从巅至耳上角。其直者：从巅入络脑，还出别下项，循肩膊内，夹脊，抵腰中，入循膂，络肾，属膀胱。其支者：从腰中，下夹脊，贯臀，入腘中。其支者：从膊内左右别下贯胛，夹脊内，过髀枢，循髀外后廉下合腘中，以下贯踹内，出外踝之后，循京骨至小趾外侧。"

手太阳经循行的经气性质属于丙火之气，来源于小肠，小肠吸收五谷精微，热量充足，有阳热炳然之象；手太阳经与足太阳经交接于睛明穴鼻腔部位，于交接之处，阳热之水汽升腾，达于巅顶，再循后背流下，水汽渐冷成为水，入膀胱，足太阳经中循行的经气名太阳寒水。

若额部鼻部感于寒邪，或小肠丙火虚，气化不足，则水液自鼻部流下，而症见涕下如注。常见于感冒，鼻炎。

若太阳经循行部位受邪，就会出现相应部位的症状。比如太阳经在头部经络受寒，会出现头痛、恶寒、发热等症状；若太阳经在背项部位受寒邪侵袭，就会出现项背强几几、恶寒、发热等症状；如果太阳经在腰背部位受寒邪侵袭，就会出现腰背酸痛、恶寒发热症状，如果太阳经在腿部部位受寒邪侵袭，就会出现腿酸痛症状；如果整条太阳经都受寒邪侵袭，就会出现全身酸痛、毛发皆痛、洒洒恶寒、翕翕发热等症状；如果受湿邪侵袭，就会在相应部位出现症状。

足太阳经在下焦膀胱部位，足太阳与足少阴相连。膀胱中水液受少阴肾中命火熏蒸，蒸腾而上，再次覆布周身，洗涤脏腑，将代谢废物归入太阳，下注于膀胱。"膀胱者，州都之官，津液藏焉，气化则能出矣"；如此反复循环，最终汇成浊臭之尿液排出体外。

若下焦阳气虚，就会形成膀胱气化不足，则尿频数；如天气寒冷时，小便就会多；老年人肾阳渐虚，夜溲渐多。

如果邪气入侵太阳经，及于膀胱腑，就会出现太阳腑证，比如癃闭等证。

太阳还有从阳入阴的功能；太阳之气在最外层，能够入于里，膀胱腑，和少阴肾相表里，中气的升降出入如环无端。

太阳病的原理

"开（闔①）"出了问题，就是太阳病。能"开"不能"启"，或者"启"而不能"开（闔）"。

"开（闔）"不能"启"，气血闭阻不能运行，则郁而发热，无汗。

"启"而不能"开（闔）"，则门户不约，不能御守，则汗出、恶风畏寒。

---

① 注：此处开（闔）为闭的意思。

那么什么原因会造成"开"不能"启"呢？比如受寒，大门被冻住了，这是伤寒所致的外因；还有荣气不足的内因，本气自病。

什么原因会造成"启"而不能"开"呢？比如受风的影响，大门关闭受阻，这是伤风所致的外因；还有卫气不足的内因，本气自病。

另外太阳"开"的病，还有给太阳分野提供荣养的通道——太阳经络的原因，还有制节的原因等。

荣卫不能交合，分即是病。比如荣气受寒凝阻，不能循行皮肤，"开"不能"启"，则呈现"恶寒，发热，无汗"的表实证。若卫气受伤，不能收敛，"启"而不能"开"，则荣气散溢，症见"发热、恶风、汗出"。在表之荣卫收敛与散发失度就是表证。

卫外阳气的敷布，太阳分野的荣养，途径是太阳经络，所以太阳表证也可以引起经络的病；反之太阳经络的病也能引起太阳分野的表证。

太阳经与次里一层的阳明经相连，太阳病向内传变，会成为阳明病。

太阳经又与膀胱相连，故太阳病也有向里传化引起膀胱病气化失司。

太阳分野之皮毛与肺相连，所以太阳病能够引起肺病宣降失常。

太阳与少阴相表里，太阳病也会内传少阴，而转变为少阴病。

因此太阳病有表证、经证、里证。

循经部位为病及表里层次

足太阳经起于目中睛明穴，上行达于巅顶，络于脑，下行循背，经项背尻，入于腘中，止于足外趾至阴穴。疾病发展规律由表及里传变，先有表证，再出现经证，再有里证。故太阳病多引起头项，脑部，脊背，腰尻，腿后两腘的症状；初病表证如恶寒发热、头痛、项背强几几、关节疼等，**渐渐可出现经络的病**，或者相应部位肌肉、筋骨的病，如项背强几几，失治而出现颈椎病，变形错位增生等器质性改变；太阳经连接脑，肺，肾，膀胱等器官，太阳病入里传变可以导致如脑炎、肺炎、肾炎、脊椎病、膀胱癃闭等。

太阳经内连接于阳明经、少阳经，邪气易攻破太阳，传入阳明、少阳。及误治之后，易引邪深入。太阳与少阴相表里，太阳病久亦会产生少阴变病。

太阳表证

太阳之为病，脉浮，头项强痛而恶寒。

中风证

太阳病，发热，汗出，恶风，脉缓者，名为中风。风中于表，则伤卫气，为表虚证。卫气不能收敛，则荣气泄溢，汗出恶风，如今之风热感冒。在脉象中表现为浮缓之脉。此缓为懈逸涣散之象，也可以称之浮散。

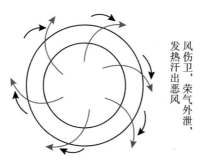

风伤卫，荣气外泄，发热汗出恶风

图3-2 风伤卫圆运动示意图

治法：扶正与祛邪。扶正：卫气受伤不能收敛，应当收敛肺卫以地黄半夏牡蛎酸枣仁汤为思路。祛邪：若有风邪侵入当祛风邪；若风与热合则当清去实热。

太阳中风，阳浮而阴弱，阳浮者热自发，阴弱者汗自出，啬啬恶寒，淅淅恶风，翕翕发热，鼻鸣，干呕者，桂枝汤主之。

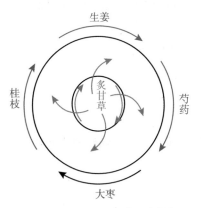

图3-3　桂枝汤圆运动示意图解

桂枝汤

桂枝三两（去皮）　芍药三两　生姜三两　甘草二两（炙）　大枣十二枚（劈）

上五味，以水七升，煮取三升，去滓，温服一升，须臾啜热粥一升，以助药力，覆取微似汗。

桂枝汤是扶正的方法，不治而治，调节荣卫倾移。

桂枝汤中五味药的性味是一个圆运动，是运旋人体气机，使轮运轴行之法：桂枝左升，生姜浮散，芍药右降，大枣沉降在下，运圆运动之轮，使气机运旋正常；炙甘草运中轴。轮运轴行，使整个圆运动复常，荣卫交合，自然汗出而愈。

桂枝味辛温，可升提肝木，升发荣气，亦可温表阳。芍药味酸平，可收降肺气，增强卫气收敛之力。生姜味辛温，主温阳散寒。大枣味甘温，补肾之体，滋养肾水。炙甘草味甘平，助脾之用，旋运中焦。

桂枝主升，生姜主浮，芍药主降，大枣主沉。升浮降沉旋动四维，甘草在中，可推轴运轮。加强圆运动气机运转，使正气自复。

所以桂枝汤的作用是用来扶正的。使人体内的大气运旋复常，局部的荣卫失调自然恢复正常，不治而治。

《素问·离合真邪论》："经言气之盛衰，左右倾移，以上调下，以左调右，有余不足，补泻于荣输，余知之矣。此皆荣卫之倾移，虚实之所生。"《伤寒论》治疗荣卫倾移的方法除了"以上调下，以左调右，有余不足，补泻于荣输"，还可以用这种不治而治的方法。

邪气伤人，分两种情况，一种是为风寒所击中而受伤，邪气并未入里造成持续伤害，治疗只需要修复损伤，扶正即可。另一种是邪气进入体内，循经传变或入腑入脏，乃是打家劫舍的贼寇，必须祛邪外出。比如同样是中风，伤风感冒就是受到风邪的影响而本气自病；而中风不语之类的中风，乃是风邪进入体内，中腑或者中脏。

桂枝汤所治疗的都是受邪气影响造成的荣卫倾移，本气自病；风、寒、湿等邪气并没有入里，属于轻证，可以用桂枝汤不治而治。

若属于第二种情况，邪气入里造成持续伤害的，必须以祛邪为务，当用开鬼门祛邪之法。

比如寒邪所击于表，轻证即是表之荣气受寒邪影响而运行受阻，可以用桂枝汤，或者桂枝汤去芍药，或者桂枝甘草汤；因为没有寒邪入里。如果寒邪进入体内，就像打家劫舍的贼寇，必须除之为快，刻不容缓。这时候就必须用"开鬼门洁净府"的祛邪方法，乃至用霹雳手段。不然邪气入里，举例说，寒邪入侵到表，就会进入经络，或者传变到阳明，六腑，五脏就会出现六腑的急症重症。我们常见的伤风伤寒感冒都是没有邪气入里的轻证。而《伤寒论》讨论的循经传变的伤寒，都是有邪气入里侵袭的，有寒邪持续伤害的病。

寒邪入表为寇，就应该"开鬼门"祛邪外出，刻不容缓！麻黄汤即属于"开鬼门"祛邪之法。

《伤寒论》"凡作汤药，不可避晨夕，觉病须臾，即宜便治，不等早晚，则易愈矣。""凡人有疾，不时即治，隐忍冀差，以成痼疾。小儿女子，益以滋甚。时气不和，便当早言，寻其邪由，及在腠理，以时治之，罕有不愈者。患人忍之，数日乃说，邪气入脏，则难为制"。

我们常见的寒邪入里为寇，就会成为急症重症。比如寒邪入肠府，轻则肠麻痹、重则肠梗阻、阑尾炎。我在2015年，出行途中亲历寒邪入里发展成为阑尾炎的过程，上午感到寒邪从天突穴处侵入胸部，寒如冰雪，胸部寒疼，整个胸腹部寒痛难忍，下午晚上疼痛渐渐到下腹部，右下腹部明显寒痛不可按压。这种情况治疗的方法就必须祛邪外出，刻不容缓。"洁净府"就是清洁六腑，净除六腑的邪气。这种寒邪为寇入府，就要用温下法"洁净府"。

例如《伤寒论》中论述的寒邪入里，重则两感于寒，不免于死。寒邪的六经传变规律，《伤寒论》做了详细的论述。

寒邪和感寒是不同的。

感寒是我们的身体荣卫受到寒气的影响而本气自病，比如我们处在一个寒冷的环境中，身体的荣卫会有御寒的调节反应，肺的"治节"作用使毛孔固闭或者打哆嗦等反应，寒冷超过人体等制节范围，就会生病，这种病是本气自病。

寒邪一种主动攻击性的病邪。比如寒疫；现代科技也证明，瘟疫是病毒，是会主动攻击的。仲圣所处的时代寒疫流行，"建安纪年（公元196年）以来，犹未十稔，其死亡者，三分有二，伤寒十居其七。"历史记载，东汉时期多次瘟疫盛行，建安时期的瘟疫就流行了很多年，先师张仲景（约公元150~219年）半生基本上都在治疗瘟疫。当然寒邪不仅仅是寒疫。六淫邪气也一样；如大自然的风，不等于是风邪，大自然的暑热不等于暑邪；湿不等于湿邪等等。

那么桂枝汤除了能治疗风伤卫的轻证，也可以用于治疗寒伤荣的轻证；轻微伤风伤寒证，及湿气在表，皆可不治而治。

例：感冒风寒流涕如水，用桂枝汤加白芷。

桂枝温助小肠丙火，白芷使手太阳火气敷布于面。

桂枝汤是《伤寒论》第一方，是处方用药的典范，是组方用药的心法结晶。

"气之盛衰，左右倾移"，比较严重的病就要用"以上调下，以左调右，有余不足，补泻于荣输"的方法。以药性之偏纠正，用药的升浮降沉，以偏纠偏，把人偏离的圆运动维持成一个圆融的运动，使之至中、至和、至正、至圆。

明白了桂枝汤的用药法度，则立意升浮降沉，遣方用药就有了圭臬。

再看桂枝汤具体应用中的加减，就会明白仲圣的心法。

芍药甘草汤

若风邪入里，不能仅扶其正，应当祛其风邪。桂枝汤不可用。

若卫气散懈，完全不能收敛，荣气泄溢，汗出不止，则桂枝不可用。当用桂枝汤去桂枝，则加强卫气，收敛荣气，止汗固表，或者芍药甘草汤。

"伤寒脉浮，自汗出，小便数，心烦，微恶寒，脚挛急，反与桂枝汤，欲攻其表，此误也，得之便厥"。"咽中干，烦躁，吐逆者，作甘草干姜汤与之，以复其阳。若厥愈、足温者，更作芍药甘草汤与之，其脚即伸"。

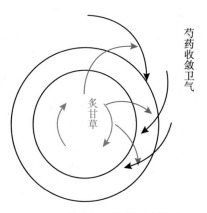

图3-4　芍药甘草汤圆运动图解

◎ 芍药甘草汤

芍药四两　甘草四两（炙）

上二味，以水三升，煮取一升五合，去滓，分温再服。

用甘草运中轴，中气的运旋增加芍药之收敛，在运动中成收降之功。金收即能补肾水，故曰酸甘化阴。

桂枝去芍药汤

寒邪伤荣，卫气闭阻，无汗发热，则白芍不可用。

太阳病，下之后，脉促，胸闷者，桂枝去芍药汤主之。

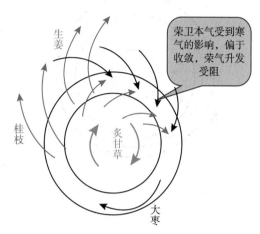

图3-5　桂枝去芍药汤圆运动图解

荣卫本气受到寒气的影响，偏于收敛，荣气升发受阻；桂枝汤去芍药，能够升发荣气，开散表闭，解肌发汗。

桂枝加葛根汤

太阳经受风邪影响，出现太阳经经证："太阳病，项背强几几，反汗出恶风者，桂枝加葛根汤主之"。

◎桂枝加葛根汤

桂枝三两（去皮）　芍药三两　甘草二两（炙）　生姜三两（切）　大枣十二枚（擘）　葛根四两

上六味，先以水七升，煮葛根去上沫，纳诸药，煮取三升，去滓，温服一升，日三服，不须啜粥，余如桂枝将息及禁忌法。

葛根可濡养太阳经经气，汲少阴经肾水补太阳寒水。故此可治太阳经证，如"肩背颈项引痛""项背强几几"等症状。

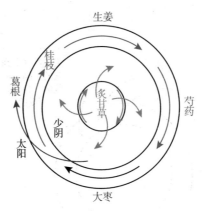

图3-6　桂枝加葛根汤圆运动图解

桂枝加附子汤

太阳经经证

太阳病，发汗，遂漏不止，其人恶风，小便难，四肢微急，难以屈伸者，桂枝加附子汤主之。

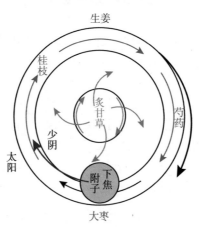

图3-7　桂枝加附子汤圆运动图解

◎桂枝加附子汤

桂枝三两（去皮）　芍药三两　甘草二两（炙）　生姜三两（切）　大
枣十二枚（劈）　附子一枚（炮去皮，破八片）

上六味，以水七升，煮取三升，去滓。温服一升，日三服，
将息如桂枝汤法。

太阳与少阴相表里，太阳散发太过，汗出过多，致太阳经
气寒水虚；汗出遂漏不止，乃是不能封藏之象。附子温升少阴
左升，外应太阳经之右降收敛，即卫出下焦。桂枝汤加附子，
则加强运旋之力，使圆运动复常。少阴肾主固藏，加强肾的固
藏能力，则全身各处固藏的能力随之加强，不唯太阳。在外的
太阳经气寒水虚，求之于在内的肾水，补下焦之阳，善补阴者
必于阳中求阴。

桂枝去芍药加附子汤

太阳病，下之后，其人恶寒者，桂枝去芍药加附子汤主之。

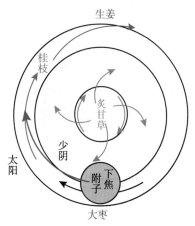

图3-8　桂枝去芍药加附子汤圆运动图解

◎桂枝去芍药加附子汤

桂枝三两　甘草二两（炙）　生姜三两（切）　大枣十二枚（劈）　附子一枚（炮去皮，破八片）

上五味，以水七升，煮取三升，去滓。温服一升，日三服，将息如桂枝汤法。

去芍药，敛降之气减少。加附子，温阳升发之力增强，治表阳虚、荣气不足、畏寒。

桂枝加厚朴杏子汤

太阳病，下之微喘者，表未解故也，桂枝加厚朴杏子汤主之。

◎桂枝加厚朴杏子汤

桂枝三两　芍药三两　甘草二两（炙）　生姜三两（切）　大枣十二枚（劈）　厚朴二两　杏仁五十枚（去皮尖）

上七味，以水七升，微火煮取三升，去滓。温服一升，覆取微似汗。

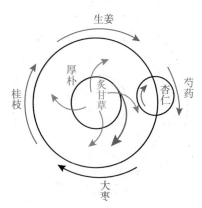

图3-9　桂枝加厚朴杏子汤圆运动图解

厚朴降气，杏子辛平，宣降肺气。在加强圆运动运旋时，宣降肺气，解喘，降逆气。故伤寒曰："喘家作，厚朴杏子与之俱佳"。

桂枝加黄芪汤

诸黄家，但利其小便，五苓散加茵陈蒿主之；假令脉浮，当以汗解者，宜桂枝加黄芪汤。

黄汗之病，两胫自冷；假令发热，此属历节。食已汗出，又身常暮盗汗出者，此劳气也。若汗出已，反发热者，久久其身必甲错；发热不止者，必生恶疮；若身重，汗出已辄轻者，久久必身瞤，瞤即胸痛，又从腰以上汗出，以下无汗，腰髋弛痛，如有物在皮中状，剧者不能食，身疼重，烦躁，小便不利，此为黄汗，桂枝加黄芪汤主之。

◎桂枝加黄芪汤

桂枝三两　芍药三两　甘草二两（炙）　生姜三两（切）　大枣十五枚
黄芪二两

上六味，以水八升，煮取三升，去滓，温服一升，日三服。

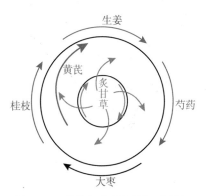

图3-10　桂枝加黄芪汤圆运动图解

桂枝汤加黄芪，运旋中气圆运动的轮轴，黄芪补中气，增强中气敷布于外，补益在表之荣卫，增强散发之力，可发散，启表闭。

桂枝加龙骨牡蛎汤

失精家，少阴脉弦急，阴头寒，目眩，发落，脉极虚芤迟者，为清谷亡血失精；脉得诸芤动微紧者，男子则失精，女子则梦交，桂枝加龙骨牡蛎汤主之。

◎桂枝加龙骨牡蛎汤

桂枝三两　芍药三两　甘草二两（炙）　生姜三两　大枣十二枚龙骨三两　牡蛎三两

上七味，以水七升，煮取三升，去滓，分温三服。

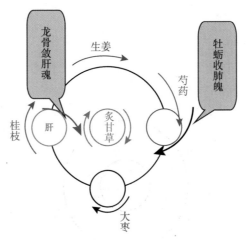

图3-11　桂枝加龙牡汤圆运动图解

龙骨敛肝魂，牡蛎收肺魄，龙牡收敛固摄安神。在运旋中气的圆运动中调节疏泄太过，使之降藏。

小建中汤

伤寒，阳脉涩，阴脉弦，法当腹中急痛，先与小建中汤。不差者，与小柴胡汤。

◎小建中汤

桂枝三两　芍药六两　甘草三两（炙）　生姜三两（切）　大枣十二枚（擘）　胶饴一升

上六味，以水七升，先煮五味，取三升，去滓，纳胶饴，更上微火消解。温服一升，日三服。呕家不可用小建中汤，以甜故也。

伤寒二三日，心中悸而烦者，小建中汤主之。

男子黄，小便自利，当与虚劳小建中汤。

虚劳里急，悸，衄，腹中痛，梦失精，四肢酸疼，手足烦热，咽干口燥，小建中汤主之。

虚劳耗散太过，则以收敛补阴为治。

桂枝汤轴轮同运，加强敛降之力，芍药胶饴酸甘生阴。

太阳伤寒证

太阳表证的"闭"而不"启"。

太阳病，或已发热，或未发热，必恶寒，体痛，呕逆，脉阴阳俱紧者，名曰伤寒。

寒中于表，则伤荣气；荣气不得升发，则表闭无汗，荣气郁结于内，则郁而化热，出现发热症状，脉浮而紧。常见的伤寒感冒皆是此证。

治法思路为开表闭，散寒邪，升发荣气，使荣卫交合，汗出而愈。若寒邪入表为寇，就应该"开鬼门"祛邪外出，刻不容缓！麻黄汤即属于"开鬼门"祛邪之法。鬼门也是魄门，魄门误传写为鬼门，魄门就是汗孔，开魄门就是开门逐盗，驱邪从汗孔而出的方法。

代表方为麻黄汤。

麻黄汤

麻黄三两（去节）　桂枝三两（去皮）　甘草一两（炙）　杏仁七十枚（去皮尖）

上四味，以水九升，先煮麻黄减二升，去上沫，纳诸药，煮取二升半，去滓，温服八合，覆取微似汗，不须粥饮，余如桂枝法将息。

寒邪外入，则邪之来路即其去路。

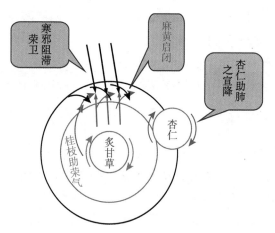

图3-12　麻黄汤圆运动图解

桂枝助荣气疏泄，开通凝阻；麻黄辛温发散，开汗孔，逐出寒邪；杏仁辛平，增加肺的宣降之力；炙甘草运中轴。

葛根汤

若寒中于经，则出现太阳经证。

太阳病，项背强几几，无汗、恶风者，葛根汤主之。

◎葛根汤

葛根四两　麻黄三两（去节）　桂枝三两（去皮）　芍药二两　甘草二两（炙）　生姜三两（切）　大枣十二枚（劈）

上七味，以水一斗，先煮麻黄、葛根减二升，去上沫，纳诸药，煮取三升，去滓。温服一升，覆取微似汗，余如桂枝汤法将息及禁忌。

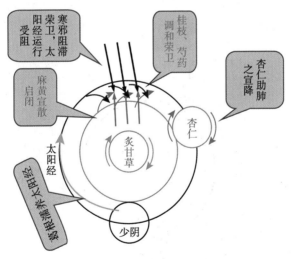

图3-13　葛根汤圆运动图解

桂枝助荣气疏泄，开通凝阻；麻黄辛温发散，开汗孔，逐出寒邪；杏仁辛平，增加肺的宣降之力；炙甘草运中轴；葛根濡养太阳经。

小青龙汤

伤寒，表不解，心下有水气，干呕，发热而咳，或渴，或利，或噫，或小便不利，少腹满，或喘者，小青龙汤主之。

◎ 小青龙汤

麻黄三两（去节）　芍药三两　细辛三两　桂枝三两　干姜三两　甘草三两　五味子半升　半夏半升（洗）

上八味，以水一斗，先煮麻黄减二升，去上沫，纳诸药，煮取三升，去滓。温服一升，日三服；若渴去半夏，加栝楼根三两；若微利，若噫者，去麻黄，加附子一枚；若小便不利，少腹满者，去麻黄，加茯苓四两；若喘者，加杏仁半升，去皮尖。

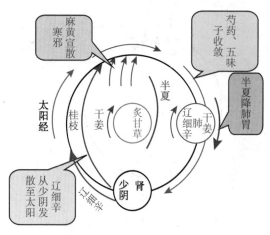

图3-14　小青龙汤圆运动图解

太阳在上焦部位受寒，气化不利，汽遇凉化为水饮，症见咳喘等。

大青龙汤

寒邪入侵，太阳受邪较重，发热，恶寒，身疼痛；气机凝阻化热，不汗出而烦躁；或者气凝为水饮阻滞气机而化热。

太阳伤寒，脉浮紧，发热，恶寒，身疼痛，不汗出而烦躁者，大青龙汤主之。

病溢饮者，当发其汗，大青龙汤主之。

◎大青龙汤

麻黄六两（去节） 桂枝二两（去皮） 杏仁四十个（去皮尖） 甘草二两（炙） 石膏如鸡子大（碎） 生姜三两（切） 大枣十二枚（劈）

上七味，以水九升，先煮麻黄减二升，去上沫，纳诸药，煮取三升，去滓，温服一升，覆取微似汗，不汗再服。

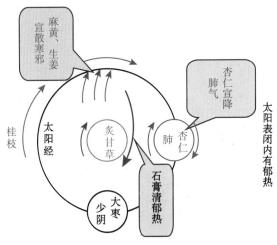

图3-15 大青龙汤圆运动图解

大青龙汤加附子

表里俱受寒邪侵袭。

太阳与少阴表里俱感寒邪，兼里有郁热。

若两感于寒者，一日太阳受之，即与少阴俱病，则头痛，口干，烦满而渴，脉时浮时沉，时数时细，大青龙汤加附子主之。

太阳经与少阴经表里两感于寒，急当温里同时温散表寒，代表为麻黄附子细辛汤。若内气机凝阻郁而化热，有烦躁等内热症状，则用大青龙汤加附子。若传入少阴心肾两脏，则病重，当救少阴阳气，以四逆汤主之。

◎ 大青龙汤加附子

麻黄六两（去节） 桂枝二两（去皮） 甘草二两（炙） 杏仁四十枚（去皮尖） 生姜三两（切） 大枣十枚（劈） 石膏如鸡子大 附子一枚（炮去皮，破八片）

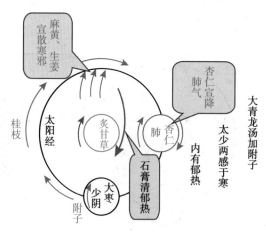

图3-16　大青龙汤加附子圆运动图解

上八味，以水九升，先煮麻黄减二升，去上沫，纳诸药，煮取三升，去滓，温服一升，取微似汗，汗出多者温粉粉之，一服汗者，停后服；若复服，汗多亡阳，遂虚，恶风、烦躁不得眠也。

麻黄杏仁甘草石膏汤

发汗若下后，不可更行桂枝汤。汗出而喘，无大热者，可与麻黄杏仁甘草石膏汤。

◎麻黄杏仁甘草石膏汤

麻黄四两（去节） 杏仁五十个（去皮尖） 甘草二两（炙） 石膏半斤（碎、棉裹）

上四味，以水七升，先煮麻黄减二升，去上沫，纳诸药，煮取二升，去滓，温服一升。日再服。

宣散上焦寒邪，兼降敛肺金，还能清肺中郁热。

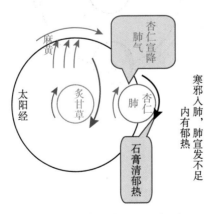

图3-17 麻杏石甘汤圆运动图解

芍药甘草附子汤

发汗病不解，反恶寒者，虚故也，芍药甘草附子汤主之。

◎ 芍药甘草附子汤

芍药三两　甘草三两（炙）　附子一枚（炮去皮，破八片）

上三味，以水五升，煮取一升五合，去滓，分温三服。

汗出，恶寒。汗出卫气不能收敛，恶寒荣气虚。芍药收敛卫气，附子温里阳，助荣气。则汗止，不恶寒。

芍药右降收敛，附子温升于左，炙甘草运中，合成一个圆运动的轮轴。

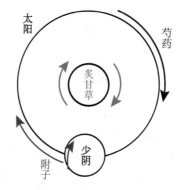

图3-18　芍药甘草附子汤圆运动图解

太阳病里证

若寒邪入里，内生寒凝，或入府，或入藏。入膀胱府则气化不利，或结于膀胱，癃闭或蓄血等重症。入侵上焦则为结胸，入藏则成藏结重症。

五苓散

寒邪入膀胱府，膀胱气化不利，水蓄膀胱，小便不利。

"太阳病，发汗后，大汗出，胃中干，烦躁不得眠，欲得饮水，少少与之，令胃气和则愈。若脉浮，小便不利，微热，消渴者，五苓散主之。"

◎五苓散

猪苓十八铢（去皮）　泽泻一两六铢　白术十八铢　茯苓十八铢　桂枝半两

上五味，捣为散，以白饮和服方寸匕，日三服，多饮暖水，汗出愈，如法将息。

太阳病，发汗已，脉浮弦，烦渴者，五苓散主之。

伤寒，汗出而渴，小便不利者，五苓散主之；不渴者，茯苓甘草汤主之。

中风发热，六七日不解而烦，有表里证，渴欲饮水，水入则吐者，名曰水逆，五苓散主之。

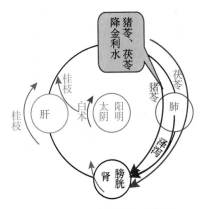

图3-19　五苓散圆运动图解

猪苓、茯苓、泽泻通利水道，利小便；白术温升健运脾土，在下的水湿能化；桂枝辛温，温升在下之水化气，膀胱之水，气化则能出矣。在下的水气化，升于上则口生津液而渴止。气升于上，遇肺金则化水入膀胱；如是水液的化气化水圆运动循环。

茯苓甘草汤

伤寒，汗出而渴，小便不利者，五苓散主之；不渴者，茯苓甘草汤主之。

◎茯苓甘草汤

茯苓二两　桂枝二两　甘草一两（炙）　生姜三两（切）

上四味，以水四升，煮取二升，去滓，分温三服。

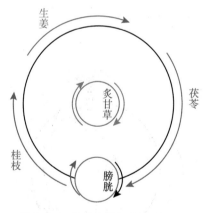

图3-20　茯苓甘草汤圆运动图解

桂枝温化在下之水，使膀胱气化正常，则能出矣；茯苓使肺金凉降，与桂枝左升，生姜上浮，成圆运动运旋；炙甘草运旋中轴；轮轴同运，中气圆，运动力量增强，而复圆。

猪苓汤

脉浮，发热，渴欲饮水，小便不利者，猪苓汤主之。

◎猪苓汤

猪苓—两（去皮）　茯苓—两　泽泻—两　阿胶—两　滑石—两（碎）

上五味，以水四升，先煮四味，取二升，去滓，纳阿胶烊消，温服七合，日三服。

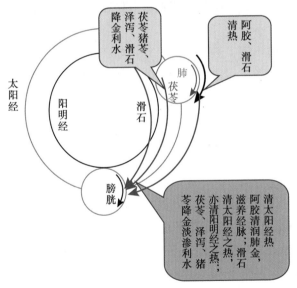

图3-21　猪苓汤圆运动图解

太阳经（或阳明经）有热，则在上之气不能凉降化水，故口渴，小便不利。滑石清太阳经、阳明经热；猪苓、茯苓、泽泻通利水道，利小便；阿胶润泽肺金，滋养经脉，以复热灼之伤。

太阳或者阳明之热清，茯苓使肺金膀胱经右降复常，则在上之气能够凉降化水，膀胱经圆运动恢复正常，渴止，小便通利。

桃核承气汤

寒邪侵袭膀胱，气机不运，水不汽化，水蓄膀胱；郁而化热，邪热与水互结于膀胱，少腹急结，其人如狂。

热结于里，膀胱热，或者蓄血瘀结。是祛邪外出的"洁净府"方法。

太阳病不解，热结膀胱，其人如狂，血自下，下者愈。其外不解者，尚未可攻，当先解外；外解已，但少腹急结者，乃可攻之，宜桃仁承气汤。

◎桃仁承气汤

桃仁五十个（去皮尖）　大黄四两　桂枝二两　甘草二两（炙）　芒硝二两

上五味，以水七升，煮四味，取二升，去滓，纳芒硝，更上火微沸，下火，先食温服五合，日三服，当微利。

大黄，苦寒无毒，主下瘀血，血闭，寒热，破癥瘕积聚，留饮宿食，荡涤肠胃，推陈致新，通利水谷。芒硝苦寒无毒，主除寒热邪气，逐六腑积聚，结固留癖。桃仁破瘀血，桂枝温升，炙甘草运中。

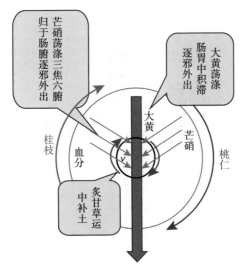

图3-22 桃仁承气汤圆运动图解

抵当汤

寒邪侵袭下焦，小便尚利；少腹气机不运，郁而化热，瘀热在下焦，与瘀血互结，少腹硬满，其人如狂。

太阳病六七日，表证仍在，脉微而沉，反不结胸，其人发狂者，以热在下焦，少腹当鞭满，小便自利者，下血乃愈。所以然者，以太阳随经，瘀热在里故也，抵当汤主之。

◎抵当汤

水蛭三十个（熬）　虻虫三十个（去翅足，熬）　桃仁二十个（去皮尖）　大黄三两（酒洗）

上四味，以水五升，煮取三升，去滓，温服一升。不下更服。

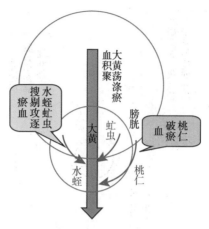

图3-23　抵当汤圆运动图解

下焦有瘀血，桃仁破瘀血，水蛭虻虫攻逐瘀血，大黄逐瘀血血闭，除热；共行"洁净府"之功。

结胸

寒邪入侵胸中心下，是急危重症。胸中乃君主之宫城，属火，君火明耀之地。寒邪寇贼侵至君主宫城之外。胸阳被遏，气机不运，胸中之气化为水饮，弥漫逼迫宫城，危急万分；或寒实结胸，或郁而化热，邪热与水互结，急宜荡涤邪寇，逐盗外出。行"开鬼门、洁净府"之法。邪在上者，因而越之，如瓜蒂散。邪在心下，小陷胸汤主之。

结胸证，其脉浮大者，不可下，下之则死。

结胸证悉具，烦躁者亦死。

三物白散

寒实结胸。寒邪侵袭胸中，导致胸中之汽凝结为水，胸中局部气机停顿，寒邪与水互结，阻碍中气运旋，故宜急下。

寒实结胸，无热证者，与三物小陷胸汤，白散亦可服。

◎ 三物白散

桔梗三分　巴豆一分　贝母三分

上三味为散，更于白中杵之，以白饮和服，强人半钱匙，羸者减之。病在膈上必吐，在膈下必利。不利进热粥一杯，利不止进冷粥一杯。

巴豆辛热，峻烈攻逐寒水豁痰，荡涤寒实结胸；桔梗温升，贝母凉降，使胸中圆运动复常。

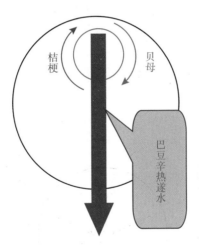

图3-24　三物白散圆运动图解

临床中胸水，肺积水，心包积液等不少属于寒实结胸。

大陷胸汤

太阳表邪内陷于胸中心下，寒邪导致胸中心下之汽凝结为水，胸胁局部气机停顿，邪与水互结，郁而化热，阻碍中气运旋，故宜急下。

太阳病，脉浮而动数，浮则为风，数则为热，动则为痛，头痛发热，微盗汗出，而反恶寒者，表未解也。医反下之，动数变迟，膈内拒痛，胃中空虚，客气动膈，短气，躁烦，心中懊恼，阳气内陷，心下因鞕，则为结胸，大陷胸汤主之。

◎ 大陷胸汤

大黄_{六两}　芒硝_{一升}　甘遂_{一钱匙}

上三味，以水六升，先煮大黄，取二升，去滓，纳芒硝，煮二沸，纳甘遂末，温服一升，得快利，止后服。

伤寒六七日，结胸热实，脉沉紧而实，心下痛，按之石鞕者，大陷胸汤主之。

但结胸无大热者，此为水结在胸胁也，但头微汗出者，大陷胸汤主之。

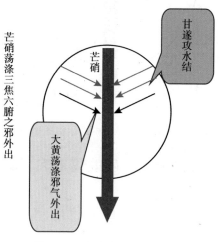

图3-25 大陷胸汤圆运动图解

太阳病，重发汗，而复下之，不大便五六日，舌上燥而渴，日晡所小有潮热，从心下至少腹鞭满而痛，不可近者，大陷胸汤主之。

大黄、芒硝荡涤胸中实邪，甘遂攻下水结。峻下之法"洁净府"，逐出胸中阻滞气机之邪结，邪去正自安，中气运旋恢复。

大陷胸丸

结胸病，头项强，如柔痉状者，下之则和，宜大陷胸丸。

◎ 大陷胸丸

大黄半斤　葶苈子半斤（熬）　芒硝半斤　杏仁半斤（去皮尖，熬）

上四味，捣筛二味，纳杏仁、芒硝，合研如脂，和散，取如弹丸一枚，别捣甘遂末一方寸匙，白蜜二合，水二升，煮取一升，去滓，温顿服之，一宿乃下。如不下，更服，取下为度。禁忌如药法。

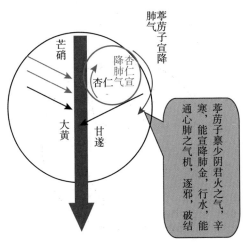

图3-26　大陷胸丸圆运动图解

葶苈子，味辛寒无毒，治癥瘕积聚，结气，饮食寒热，破坚逐邪，通利水道。能够宣降肺气，行水逐水，能通心肺之气机，逐邪破结。

杏仁宣降肺气，甘遂峻逐水邪，芒硝荡涤三焦六腑，逐邪外出。大黄斩关夺门，开门逐盗。共奏"洁净府"之功。

掌握剂量，峻药缓用。邪气弱于大陷胸汤症，胜券在握，缓则万全，除邪务尽。

小陷胸汤

小结胸病，正在心下，按之则痛，脉浮滑者，小陷胸汤主之。

◎ 小陷胸汤

黄连一两　半夏半升　瓜蒌实大者一枚

上三味，以水六升，先煮瓜蒌实取三升，纳诸药，煮取二升，去滓，分温三服。

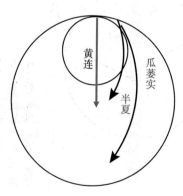

图3-27　小陷胸汤圆运动图解

结胸证轻者，以瓜蒌实能够荡涤胸中实邪，黄连清热，半夏逐水。此半夏当是水半夏，生于水中，善于逐水饮。

文蛤散

寒邪使表闭，气机不运，热被劫不得去。

病在阳，应以汗解之，反以冷水潠之，若灌之，其热被劫不得去，弥更益烦，肉上粟起，意欲饮水，反不渴者，服文蛤散。

◎ 文蛤散

文蛤五两　麻黄三两　甘草三两　生姜三两　石膏五两　杏仁五十粒（去皮尖）　大枣十二枚（劈）

上七味，为散，以沸汤和一方寸匕，汤用五合，调服。假令汗出已，腹中痛者，与芍药三两。

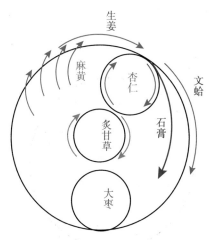

图3-28　文蛤散圆运动图解

麻黄启表闭；石膏清里热；文蛤乃介类药，固金气，敛降肺金。

半夏泻心汤

中气虚，气机运旋不畅，胃气不降，心下满而不痛的痞证。气机不畅化热。

伤寒五六日，呕而发热者，柴胡汤证具，而以他药下之，柴胡证仍在者，复与柴胡汤，此虽已下之，不为逆，必蒸蒸而振，却发热汗出而解。若心下满而鞕痛者，此为结胸也，大陷胸汤主之；但满而不痛者，此为痞，柴胡不中与之，宜半夏泻心汤。

◎半夏泻心汤

半夏半升（洗）　黄芩三两　干姜三两　人参三两　甘草三两（炙）　黄连一两　大枣十二枚（劈）

上七味，以水一斗，煮取六升，去滓，再煎取三升，温服一升，日三服。

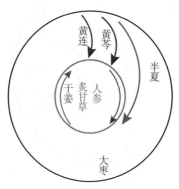

图3-29　半夏泻心汤圆运动图解

半夏降胃气，人参补中气，黄连、黄芩清中上焦热，使气从右降，干姜从左温升，使中气圆运动复常，阻滞于心下之气恢复健运，痞满即除。

大黄黄连黄芩泻心汤

胃气虚运旋不畅，郁而热，胃气不降，痞胀。

心下痞，按之濡，其脉关上浮大者，大黄黄连黄芩泻心汤主之。

◎大黄黄连黄芩泻心汤

大黄二两　黄连一两　黄芩一两

上三味，以麻沸汤二升渍之，须臾绞去滓，分温再服。

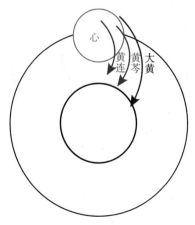

图3-30　大黄黄连黄芩泻心汤圆运动图解

大黄、黄连、黄芩用麻沸汤渍之，只取其气，不取其味。清凉之气清心下虚热，使胃气下降，圆运动复常。

附子泻心汤

心下痞，而复恶寒者，附子泻心汤主之。

◎附子泻心汤

大黄二两　黄连一两　黄芩一两　附子一枚（炮去皮，破，别煮取汁）

上四味，切三味，以麻沸汤二升渍之，须臾绞去滓，纳附子汁，分温再服。

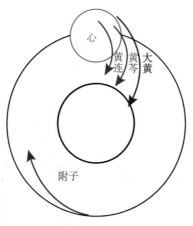

图3-31　附子泻心汤圆运动图解

旋覆代赭汤

伤寒，发汗，若吐，若下，解后，心下痞鞕，噫气不除者，旋覆代赭汤主之。

◎旋覆代赭汤

旋覆花三两　　人参二两　　生姜五两　　代赭石一两　　甘草三两（炙）　半夏半升（洗）　大枣十二枚（劈）

上七味，以水一斗，煮取六升，去滓，再煎取三升，温服一升，日三服。

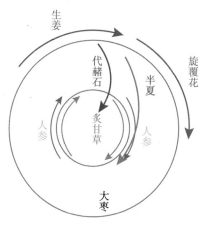

图3-32　旋覆代赭汤圆运动图解

代赭石重镇逆气，半夏、代赭石降胃气，旋覆花降心肺之气，右降以助胃降。人参补中气，炙甘草运旋中轴。大枣补肾水。生姜升浮，与诸药共成圆运动复常之功。

桂枝人参汤

太阳病，外证未除，而数下之，遂协热而利，利下不止，心下痞鞕，表里不解者，桂枝人参汤主之。

◎ 桂枝人参汤

桂枝四两　甘草四两（炙）　白术三两　人参三两　干姜三两

上五味，以水九升，先煮四味，取五升，纳桂枝，更煮取三升，去滓，温服一升，日再服，夜一服。

胸痹，心中痞，留气结在胸，胸满，胁下逆抢心者，枳实薤白桂枝汤主之，桂枝人参汤亦主之。

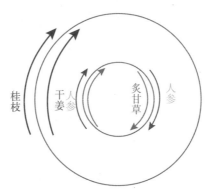

图3-33　桂枝人参汤圆运动图解

炙甘草汤

咳而唾涎沫不止，咽燥，口渴，其脉浮细而数者，此为肺痿，炙甘草汤主之。

◎ 炙甘草汤

甘草四两（炙）　桂枝三两　麦门冬半升　麻仁半升　地黄一斤
阿胶二两　人参二两　生姜三两　大枣三十枚

上九味，以酒七升，水八升，先煮八味，取三升，去滓，纳胶消尽，温服一升，日三服。

伤寒，脉结代，心动悸，炙甘草汤主之。

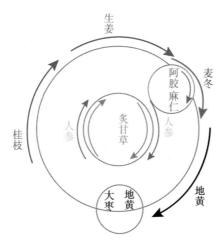

图3-34　炙甘草汤圆运动图解

麻仁当为胡麻仁，润燥，阿胶养阴润燥，麦冬凉降肺金，熟地滋阴补肾水，人参补益中气，炙甘草运旋中气。

阳明篇

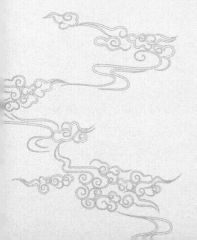

概述

太阳分野的里面就是阳明。皮肤属太阳，皮肤里面就是肉分。

阳明分野层面在于肌肉。是三阳在表的第二层防线。在三阳中主阖，"阖"字义即是大门的门扇，门扉。门或闭或启是太阳的功用；门闭上之后，阻挡外邪的能力，就凭藉门扉的厚重了，就是阳明的卫外功用了；肉分厚重，多气多血，阳明气血充盈，则不畏风寒等六淫邪气。所谓"正气存内，邪不可干"。阳明阳气盛大，来源于胃府的五谷阳气，容纳于阳明分野。

门扉昼开夜闭，门扉开启的角度，可以全启，也可以半启。

"阖"有流通的意思，使来自五谷的阳气，通达于周身。也可以说，象阀门控制流量一样，受纳控制通畅阳气，外达太阳，内连少阳。

阳明经络

阳明经络荣养肉分，手阳明和足阳明相连，内起于肠胃府，所以气血充盈，多气多血。

手阳明大肠经，内属大肠络肺，沿手臂外侧前缘，从手至头，交足阳明经，足阳明胃经行于身前，从头至足；内属胃络脾。

"大肠手阳明之脉，起于大指次指之端，循指上廉，出合谷两骨之间，上入两筋之中，循臂上廉，入肘外廉，上臑外前廉，上肩，出髃骨之前廉，上出于柱骨之会上，下入缺盆，络肺，下膈，属大肠。其支者，从缺盆上颈，贯颊，入下齿中；还出挟口，交人中，左之右，右之左，上挟鼻孔"。

"胃足阳明之脉，起于鼻，交頞中，旁约太阳之脉，循鼻外，入上齿中，还出挟口，环唇，下交承浆，却循颐后下廉，出大迎，循颊车，上耳前，过客主人，循发际，至额颅。其支者，从大迎前，下人迎，循喉咙，入缺盆，下膈，属胃，络脾。其直者，从缺盆下乳内廉，下挟脐，入气街中。其支者，起于胃口，下循腹里，下至气街中合。以下髀关，抵伏兔，下入膝膑中，下循胫外廉，下足跗，入中指内间。其支者，下膝三寸而别，以下入中指外间。其支者，别跗上，入大指间，出其端"。

手阳明大肠经中循行的是庚金之气；足阳明胃经中循行的是戊土之气。戊土之气来源于脾胃中气，其气正大，温煦阳明，成为厚重之门扉，就像是城墙之土般厚实。

阳明病

阳明之为病，胃家实是也。

问曰：何缘得阳明病？答曰：太阳病若发汗，若下，若利小便，此亡津液，胃中干燥，因转属阳明，不更衣，内实，大便难者，此名阳明也。

问曰：阳明病外证云何？答曰：身热，汗自出，不恶寒，反恶热也。

胃家不单指胃腑，包括整个消化系统：胃和小肠、大肠。肠胃受盛水谷，吸收五谷的精微，故阳明经中能量充足，气血壮盛。

表虚证

阳明经气运行受阻，会造成阳明分野荣养不足，则"洒洒振寒，身以前皆寒栗，胃中寒，则胀满"。

阳明经气虚

洒洒振寒，善伸，数欠，颜黑，病至则恶人与火，闻木声则惕然而惊，心欲动。独闭户塞牖而处。

阳明经邪气盛

甚则欲登高而歌，弃衣而走。

阳明表热证

身热，汗自出，不恶寒，反恶热也。

阳明经中气血皆盛，多气多血，经气运行受阻很容易化生实热，引起阳明经脉循行部位出现实热症状，如热肿，痛胀，齿痛，颈肿等。内经曰："其脉血气盛，邪客之则热，热甚则恶火"。

阳明里热证

消谷善饥，溺色黄，口渴能饮等。化热伤津，目黄，口干，衄䘐，咽喉肿痛等。

阳明腑实证

"不更衣，内实，大便难。"内实，腹痛满，便难，如肠梗阻等症。

足阳明胃位于人身中气漩涡的中心，此为人身最大之降机。《内经》曰："水谷入口则胃实而肠虚，食下则肠实而胃虚"；"六腑者，传化物而不藏"。胃家尤以通畅为要，不通则生腑实证。

治法：

邪在表，开鬼门之法，逐邪外出。

邪在里，洁净府之法，逐邪外出。在上者，因而越之，瓜蒂散涌吐之法。在下者，用承气汤之法下之。

阳明府属于中土，厚德载物。邪入阳明则不易传化，故曰：万物所归，无所复传。

胃府通畅，糟粕排出体外，无所复传。所以在祛邪外出的治法中，"洁净府"极其重要。把六经邪气，或在内、在中、在下的邪气导入阳明而下之。《内经》曰："六经为川，肠胃为海。"所谓海纳百川。承气汤就是洁净府的方法。

阳明表寒证

阳明也属表，也有阳明之表，亦有荣卫之气运行。若阳明之表中寒，有恶寒，无汗，发热的症状。此时可用麻黄汤解表，阳明病，脉浮，无汗而喘者，发汗则愈，宜麻黄汤。

阳明经热证

若寒邪入于阳明经，经中气血受阻，迅速化热，则汗出发热不恶寒。"问曰：恶寒何故自罢？答曰：阳明居中，主土也，万物所归，无所复传。始虽恶寒，二日自止，此为阳明病也"。"身热，汗自出，不恶寒，反恶热也"。

白虎汤

传阳明，脉大而数，发热，汗出，口渴，舌燥，宜白虎汤。

◎ 白虎汤

知母六两　石膏一斤（碎）　甘草二两（炙）　粳米六合
上四味，以水一斗，煮米熟汤成，去滓，温服一升，日三服。

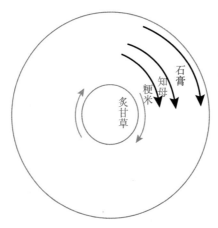

图4-1　白虎汤圆运动图解

炙甘草运中轴；粳米益脾胃，补中气；色白兼可补肺气。石膏色白，性寒凉肃降，曰"白虎"，清阳明实热；知母味苦寒，可清阳明、肠胃中热。甘草甘平补土运中。

白虎加人参汤

阳明病，渴欲饮水，口干舌燥者，白虎加人参汤主之。

◎白虎加人参汤

知母六两　石膏一斤（碎）　甘草二两（炙）　粳米六合　人参三两
上五味，以水一斗，煮米熟汤成，去滓，温服一升，日三服。

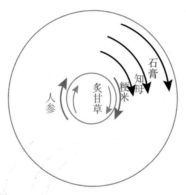

图4-2　白虎加人参汤圆运动图解

人参补益中气，可补阴，恢复热气劫耗之津液。

大承气汤

阳明病，下之，心中懊憹而烦，胃中有燥屎者，可攻；腹微满，大便初鞕后溏者，不可攻之；若有燥屎者，宜大承气汤。

发汗，不解，腹满痛者，急下之，宜大承气汤。

腹满不减，减不足言，当下之，宜大承气汤。

◎ 大承气汤

枳实五枚（炙）　厚朴半斤（去皮，炙用）　大黄四两（洗）　芒硝三合

上四味，以水一斗，先煮二味，取五升，去滓，纳大黄，更煮取二升，去滓，纳芒硝，更上火令一二沸，分温再服，一服得利，止后服。

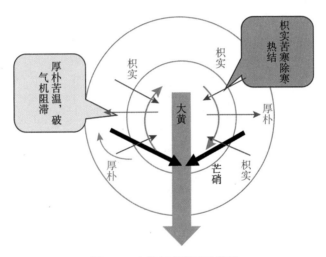

图4-3　大承气汤圆运动图解

大黄味苦寒，有将军之称，能荡涤邪寇，斩关夺门，逐而下之。芒硝味咸，荡涤洁净三焦六腑，导邪入阳明而峻下之；枳实苦寒除寒热结，厚朴苦温，破气机阻滞。

小承气汤

下利，谵语者，有燥屎也，宜小承气汤。

◎小承气汤

大黄四两（酒洗） 枳实三枚（炙） 厚朴二两（去皮尖）

上三味，以水四升，先煮二味，取一升二合，去滓，纳大黄，再煮一二沸，去滓，分温二服，一服谵语止，若更衣者，停后服，不尔，尽服之。

若腹大满不通者，可与小承气汤，微和胃气，勿令大泄下。

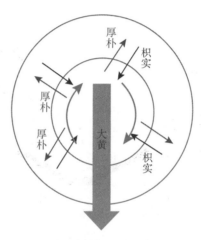

图4-4 小承气汤圆运动图解

调胃承气汤

内实也，调胃承气汤主之。

不恶寒，但热者，实也，当和胃气，与调胃承气汤。

◎调胃承气汤

甘草二两（炙） 芒硝半斤 大黄四两（酒洗）

上三味，以水三升，煮二物，取一升，去滓，纳芒硝，更上微火一两沸，顿服之。

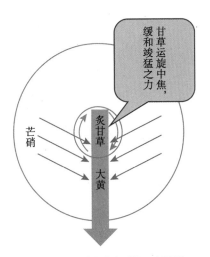

甘草运旋中焦，缓和竣猛之力

芒硝

炙甘草

大黄

图4-5　调味承气汤圆运动图解

甘草运旋中焦，缓和竣猛之力。

白蜜煎

动作头痛，短气，有潮热者，属阳明也，白蜜煎主之。

◎ 白蜜煎

人参一两　地黄六两　麻仁一升　白蜜八合

上四味，以水一斗，先煎三味，取五升，去滓，纳蜜，再煎一二沸，每服一升，日三夜二。

阳明热，灼伤津液，大便不畅。

麻仁是用火麻仁，是轻泻剂，可润肠通便。

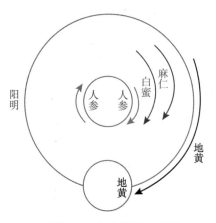

图4-6　白蜜煎圆运动图解

白蜜甘凉，润肠通便，补中益气。

用人参以补阴补中气。地黄寒凉清热，补阴资肾水。诸药清凉滋阴，润泽大肠庚金之燥，补水行舟，使大便通畅。

麻子仁丸

跌阳脉浮而涩，浮则胃气强，涩则小便数。浮数相搏，大便则鞕，其脾为约，麻子仁丸主之。

◎麻子仁丸

麻子仁二升　芍药半斤　枳实半斤（炙）　大黄一斤（去皮）　厚朴一只（炙）　杏仁一升（去皮尖）

上六味，蜜为丸，如梧桐子大，饮服十丸，日三服，渐加，以知为度。

麻子仁为火麻仁，是轻泻剂，可润肠通便。杏仁助宣降，润肺金，以润大肠庚金之燥；肺与大肠相表里，肺气降则可助大肠升，大肠升则糟粕浊秽降下。芍药酸凉，右降，枳实宽中理气，大黄斩关夺门，推荡积滞。

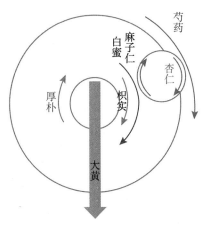

图4-7　麻子仁丸圆运动图解

润肠与攻下同用，既可润泽肠道之涩滞，又可攻在内之燥屎，驱除寒热积聚。

四逆汤

阳明病，脉浮而迟，表热里寒，下利清谷者，四逆汤主之。

◎四逆汤

甘草二两（炙）　干姜一两半　附子一枚（生用，去皮，破八片）　人参二两

上四味，以水三升，煮取一升二合，去滓，分温二服。

里有寒，下利清谷。附子干姜温里，从左温升；人参补益中气；炙甘草运旋中轴。

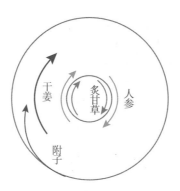

图4-8　四逆汤圆运动图解

大黄附子细辛汤

阳明病，腹满，胁下偏痛，发微热，其脉弦紧者，当以温药下之，宜大黄附子细辛汤。

◎大黄附子细辛汤

大黄三两　附子三两　细辛二两

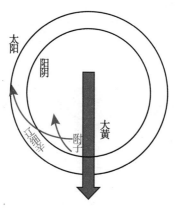

图4-9　大黄附子细辛汤圆运动图解

上三味，以水五升，煮取二升，去滓，分温三服，一服后，如人行四五里，再进一服。

寒积于中，温下法。

厚朴七物汤

阳明病，发热十余日，脉浮而数，腹满，饮食如故者，厚朴七物汤主之。

◎厚朴七物汤

厚朴半斤　甘草三两　大黄三两　枳实五枚　桂枝二两　生姜五两　大枣十枚

上七味，以水一斗，煮取四升，去滓，温服八合，日三服。

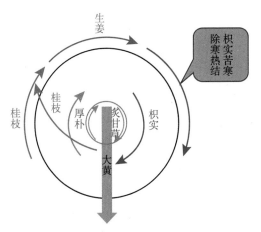

图4-10　厚朴七物汤圆运动图解

阳明表证，发热脉浮数，兼有内实腹满。

理中汤

腹中胀满而痛，时时上下，痛气上则吐，痛气下则利，脉濡而涩者，理中汤主之。

夫病人腹痛绕脐，此为阳明风冷，谷气不行。若反下之，其气必冲。若不冲者，心下则痞。当温之，宜理中汤。

◎理中汤

人参三两　白术三两　甘草三两（炙）　干姜三两

上四味，以水八升，煮取三升，去滓，温服一升，日三服。

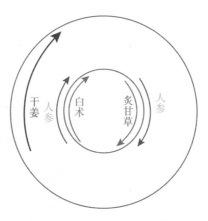

图4-11　理中汤圆运动图解

附子粳米汤

阳明病，腹中切痛、雷鸣、逆满，呕吐者，此虚寒也，附子粳米汤主之。

◎附子粳米汤

附子一枚（炮） 半夏半升 甘草一两 大枣十枚 粳米半升

上五味，以水八升，煮米熟汤成，去滓，温服一升，日三服。

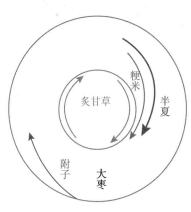

图4-12 附子粳米汤圆运动图解

小半夏汤

食谷欲呕者，属阳明也，吴茱萸汤主之。得汤反剧者，属上焦也，小半夏汤主之。

◎小半夏汤

半夏一升 生姜半斤

上二味，以水七升，煮取一升半，去滓，分温再服。

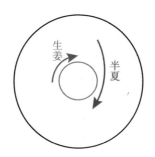

图4-13　小半夏汤圆运动图解

大建中汤

阳明病，腹中寒痛，呕不能食，有物突起，如见头足，痛不可近者，大建中汤主之。

◎ 大建中汤

蜀椒二合去目汗　干姜四两　人参一两　胶饴一升

上四味，以水四升，先煮三味，取二升，去滓，纳胶饴，微火煮取一升半，分温再服，如一炊顷，可饮粥二升，后更服，当一日食糜粥，温覆之。

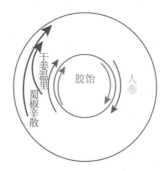

图4-14　大建中汤圆运动图解

蜀椒温散寒邪，理气止痛；干姜温里散寒；人参补益中气。胶饴补中。

瓜蒂散

宿食在上脘者，法当吐之，宜瓜蒂散。

病人手足厥冷，脉乍紧者，邪结在胸中，心下满而烦，饥不能食者，病在胸中，当须吐之，宜瓜蒂散。

◎瓜蒂散

瓜蒂　赤小豆

上二味，各等份，异捣筛，合纳臼中，更治之，别以香豉一合，用热汤七合煮作稀糜，去滓，取汁和散一钱匙，温顿服之；不吐者，少少加，得快吐乃止，诸亡血，虚家，不可与也。

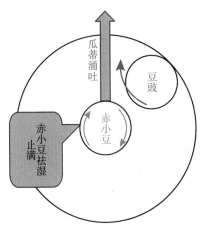

图4-15　瓜蒂散圆运动图解

涌吐之法瓜蒂涌吐在上的痰涎宿食积聚；赤小豆祛湿除满；

淡豆豉宣散胸中滞闷之气。

茵陈蒿汤

阳明病，发热汗出者，此为热越，不能发黄也；但头汗出，身无汗，剂颈而还，小便不利，渴引水浆者，此为瘀热在里，身必发黄，茵陈蒿汤主之。

伤寒七八日，身黄如橘子色，小便不利，腹微满者，茵陈蒿汤主之。

◎ 茵陈蒿汤

茵陈蒿六两　栀子十四枚（劈）　大黄二两（去皮）

上三味，以水一斗二升，先煮茵陈，减六升，纳二味，煮取三升，去滓，分温三服，小便当利，尿如皂荚汁状，色正赤，一宿病减，黄从小便去也。

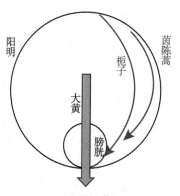

图4-16　茵陈蒿汤圆运动图解

阳明郁热，燔灼肌表；小便不利，水湿积聚；湿热熏蒸而发黄。

大黄荡涤热邪，祛邪外出；栀子苦寒，清郁热从小便出，泄热退黄；茵陈清热利湿，利小便。

麻黄连轺赤小豆汤

伤寒瘀热在里，其身必黄，麻黄连轺赤小豆汤主之。

◎麻黄连轺赤小豆汤

麻黄二两　连轺二两　杏仁四十个（去皮尖）　赤小豆一升　大枣十二枚　生梓白皮一斤（切）　生姜二两（切）　甘草二两（炙）

上八味，以潦水一斗，先煮麻黄再沸，去上沫，纳诸药，煮取三升，去滓，分温三服，半日服尽。

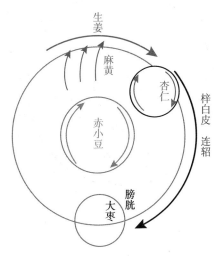

图4-17　麻黄连轺赤小豆汤圆运动图解

郁热在里，身发黄。

麻黄启表闭，生姜宣散，使热外泄；连轺清郁热。赤小豆利湿，补中；杏仁宣降肺金。

生梓白皮苦寒右降清皮肤湿热，利小便；大枣补肾水。

栀子柏皮汤

伤寒，身黄发热者，栀子柏皮汤主之。

◎ 栀子柏皮汤

栀子十五个（劈） 甘草一两（炙） 黄柏二两

上三味，以水四升，煮取一升半，去滓，分温再服。

热在阳明表，柏皮清湿热；栀子清里热，利小便。

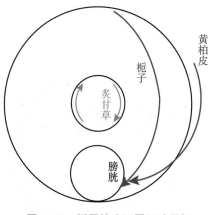

图4-18 栀子柏皮汤圆运动图解

栀子大黄汤

阳明病，身热，发黄，心中懊恼，或热痛，因于酒食者，此名酒疸，栀子大黄汤主之。

◎栀子大黄汤

栀子十四枚　大黄一两　枳实五枚　豉一升

上四味，以水六升，煮取三升，去滓，温服一升，日三服。

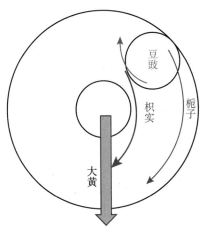

图4-19　栀子大黄汤圆运动图解

大黄硝石汤

黄疸，腹满，小便不利而赤，自汗出，此为表和里实，当下之，宜大黄硝石汤。

◎大黄硝石汤

大黄四两　黄柏四两　芒硝四两　栀子十五枚

上四味，以水六升，先煮三味，取二升，去滓，纳硝，更煮取一升，顿服。

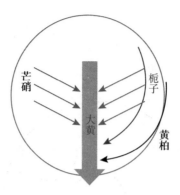

图4-20 大黄硝石汤圆运动图解

少阳篇

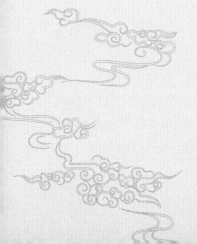

概述

三阳为表，少阳为表的最内一层。

少阳之里就是阴，位于内外阴阳交界，半表半里，所以为"枢"。

《内经》曰："太阳为开，阳明为阖，少阳为枢"；枢字义即是门户的枢轴，或启或闭的枢纽。枢，主运转者也，是指挥"运转"的控制系统。

少阳的"枢"系统是手少阳三焦和足少阳胆。

手少阳三焦经与手厥阴心包经相为表里。三焦经、心包经中循行相火之气，心包经乃是心之外卫宫城，传心君之政令，达于三焦，三焦枢纽，是遍布内外表里的交通渠道。焦，乃是相火，有火焦火燎，速急，迅速的特点。所以"枢"的指挥控制，非常迅速，枢转传达非常迅疾。

三焦府是有名而无形。是"空"的，空旷的街衢。三焦就是通道街衢，即是腠理，"腠者，是三焦通会元真之处，为血气所注；理者，是皮肤脏腑之文理也"。

"三焦出气，以温肌肉，充皮肤，为其津，其流而不行者为液，天暑衣厚则腠里开，故汗出"，是说三焦控制门户启闭的原理。

按照身体的部位又分为上中下三焦；相火温煦，使"上焦如雾，中焦如沤，下焦如渎"。

三焦不能行使"枢"的功能，则病："三焦不归其部，上焦不归者，噫而酢吞；中焦不归者，不能消谷引食；下焦不归者，则遗溲"。"三焦相溷，内外不通。上焦怫郁，脏气相薰，口烂食断也；中焦不治，胃气上冲，脾气不转，胃中为浊"。

足少阳胆经与手少阳三焦经相连，"凡十一脏，取决于胆也"，"胆者，中正之官，决断出焉"。

少阳司开阖，控制气机的升发与降敛。气机的内中外、上中下的开阖启闭，是由少阳"枢"指挥枢转的。

少阳相火之气

天之六气之中，少阳相火为第三气，自小满至大暑，气浮于上，阳气最盛，故少阳为燔盛之火。在人身之中，心包三焦相应天之少阳相火；三焦相火还来源于丙火，丙火为炳然之火，供给人体所需的能量与热量；小肠丙火吸收的饮食五谷的能量，通过三焦腠理温煦周身。

足少阳胆经甲木之气

足少阳胆经中循行甲木之气。十二经中，胆经主降与足厥阴经相表里，肝木升胆木降。《内经》曰："胆为清净之府。"清即清肃下降，净即是净化；有清理污秽净化藏府的功能。胆经之清肃凉降能使相火下降，归藏为命火。

循经部位，行于身侧

三焦是无形的，与三焦相连的经脉是可循的。

三焦手少阳之脉，起于小指次指之端，上出两指之间，循手腕，出臂外两骨之间，上贯肘，循臑外上肩，而交出足少阳之后，入缺盆，布膻中，散络心包，下膈，遍属三焦。其支者，从膻中上出缺盆，上项，系耳后，直上出耳上角，以屈下颊至顿。其支者，从耳后入耳中，出走耳前，过客主人，前交颊，至目锐眦。

胆足少阳之脉，起于目锐眦，上抵头角，下耳后，循颈，行手少阳之前，至肩上，却交出手少阳之后，入缺盆。

其支者：从耳后入耳中，出走耳前，至目锐眦后。

其支者：别锐眦，下大迎，合于手少阳，抵于颇，下加颊车，下颈，合缺盆，以下胸中，贯膈，络肝、属胆，循胁里，出气街，绕毛际，横入髀厌中。

其直者：从缺盆下腋，循胸，过季胁，下合髀厌中。以下循髀阳，出膝外廉，下外辅骨之前，直下抵绝骨之端，下出外踝之前，循足跗上，入小指次指之间。

若少阳经气受邪，在少阳经循行部位身侧会有相应症状。

少阳病

少阳之为病，口苦咽干，目眩是也。

少阳中风，两耳无所闻，目赤，胸中满而烦者，不可吐下，吐下则悸而惊。

伤寒，脉弦细，头痛，发热者，属少阳，不可发汗；汗则谵语，烦躁，此属胃不和也，和之则愈。

本太阳病，不解，转入少阳者，胁下鞕满，干呕不能食，往来寒热，脉沉弦者，不可吐下，与小柴胡汤。

小柴胡汤

柴胡八两　人参三两　黄芩三两　甘草三两（炙）　半夏半升（洗）　生姜三两（切）　大枣十二枚（劈）

上七味，以水一斗二升，煮取六升，去滓，再煎取三升，温服一升，日三服。

柴胡气平清香，味辛。疏理少阳枢机。辛香之气以生升，可以从阴出阳，使厥阴风木之气轻清上升，乃是少阳一阳萌动之象；清平之气可以枢转阳气入于阴，柴胡降胆，降三焦相火归于命门。能够畅达上、中、下、内、中、外，疏理三焦。

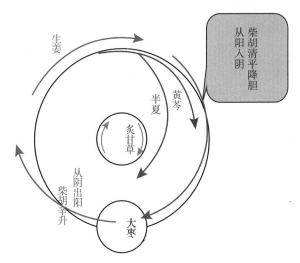

图5-1　小柴胡汤圆运动图解

　　若胸中烦而不呕者，去半夏、人参，加栝蒌实一枚；若渴，去半夏，加人参，合前成四两半，栝蒌根四两；若腹中痛者，去黄芩，加芍药三两；若胁下痞鞕，去大枣，加牡蛎四两；若心下悸，小便不利者，去黄芩，加茯苓四两；若不渴，外有微热者，去人参，加桂枝三两，温覆微汗愈；若咳者，去人参、大枣，加五味子半升，去生姜，加干姜二两。

　　人身的气机无时无刻不在升降出入，如环无端；气血从阴出阳，从里出表，由沉而升浮，用以敷布温煦；由阳入阴，由表入里，由浮而降沉，用以敛降相火，归藏于命门。少阳为上中下内中外枢转气机。

　　方中生姜温阳，启太阳驱邪外出。黄芩清热，清阳明少阳及肺中之热，并降肺金与胆木。人参补中气滋阴，大枣滋阴补肾水。甘草运中补土；半夏降相火，引阳入阴，降中焦止呕。

具体应用，随证不同而加减。

若胸中烦而不呕，烦为胸中有实邪，去人参；不呕去半夏，加栝楼实荡涤胸中邪气。

若渴，为热伤津，去半夏燥湿之药，加人参以滋阴养液，加栝楼根清上焦热。

胁下痞鞕，则加牡蛎软坚化结。

心下悸，小便不利为水道不畅，水饮客于心下。黄芩清上焦热，易伤心阳，故去之，加茯苓利去心下水气。

若口不渴，外有微热；热因表闭，故用桂枝发汗解表。

柴胡芍药枳实甘草汤

少阳病，气上逆，今胁下痛，甚则呕逆，此为胆气不降也，柴胡芍药枳实甘草汤主之。

◎柴胡芍药枳实甘草汤

柴胡八两　芍药三两　枳实四枚（炙）　甘草三两（炙）

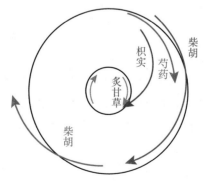

图5-2　柴胡枳实芍药甘草汤圆运动图解

上四味，以水一斗，煮取六升，去滓，再煎取三升，温服一升，日三服。

柴胡枢转少阳，升肝降胆，疏理三焦。芍药降胆。枳实可破散结气，宽中理气，去除积滞；甘草运旋中轴。

大柴胡汤

伤寒十余日，热结在里，复往来寒热者，与大柴胡汤。

伤寒发热，汗出不解，心下痞鞕，呕吐而不利者，大柴胡汤主之。

诸黄，腹痛而呕者，宜大柴胡汤。

◎ 大柴胡汤

柴胡半斤　黄芩三两　芍药三两　半夏半升（洗）　枳实四枚（炙）　大黄二两　生姜五两（切）　大枣十二枚（擘）

上八味，以水一斗二升，煮取六升，去滓，再煎，温服二升，日三服。

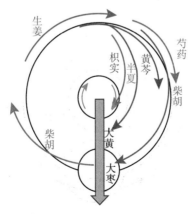

图5-3　大柴胡汤圆运动图解

柴胡先升后降，枢转少阳，通利三焦；枳实破散结气；大黄直下阳明，荡涤肠胃积滞邪热；黄芩清中上焦之热，芍药降胆；半夏降胃气兼降胆。生姜启太阳祛邪外出；大枣补脾肾滋阴。

既能和解少阳，启闭内中外之枢，又能荡涤实邪，攻下肠胃腑中积聚，畅通上中下三焦街衢。

所以大柴胡汤，是迅速通畅内外上下的峻下方。用于"三焦相溷，内外不通"的急证。

柴胡桂枝汤

伤寒六七日，发热微恶寒，支节烦疼，微呕，心下支结，外证未去者，柴胡桂枝汤主之。

◎ 柴胡桂枝汤

桂枝一两半　半夏二合半　柴胡四两　黄芩一两半　芍药一两半
人参一两半　大枣六枚　甘草一两（炙）　生姜一两半（切）

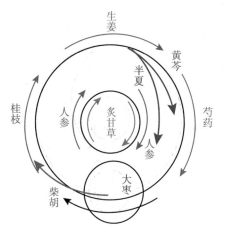

图5-4　柴胡桂枝汤圆运动图解

上九味，以水七升，煮取三升，去滓，温服一升，日三服。

太阳少阳并病。

柴胡桂枝干姜汤

伤寒五六日，已发汗而复下之，胸胁满，微结，小便不利，渴而不呕，但头汗出，往来寒热，心烦者，此为未解也，柴胡桂枝干姜汤主之。

◎ 柴胡桂枝干姜汤

柴胡半斤　桂枝三两　干姜二两　栝楼根四两　黄芩三两　牡蛎二两（熬）　甘草二两（炙）

上七味，以水一斗二升，煮取六升，去滓，再煎取三升，温服一升，日三服。初服微烦，复服，汗出便愈。

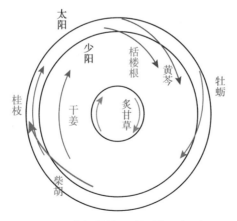

图5-5　柴胡桂枝干姜汤圆运动图解

少阳证，胸胁微有阳结。

栝楼根，天花瑞雪，能清胸之热。黄芩清热，除烦。牡蛎降敛肺金，以收相火归于下。甘草运中。桂枝左升；干姜温里，以救误下。

太阴篇

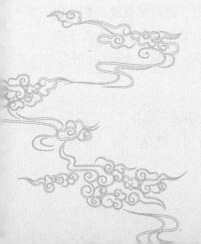

概述

三阴在里。如果拿桃子做比喻，外层的皮毛是太阳，肉是阳明，桃核的壳是太阴，里面的桃仁是少阴，桃仁里的胚芽是厥阴；果肉和果核的交界是少阳。

太阴分野，外邻少阳，为三阴经最外层，内接脾胃。

太阴是内层的表；起到固摄内阴的作用，太阴为"开"。

"开"有敷布的作用，太阳的开敷布阳气使之卫外；太阴的"开"敷布阴味，太阴吸收来自五谷的地味，敷布到周身，濡养血脉藏府。

太阴和阳明是中气的化生之源。脾胃运化精微，阳明析出五谷之阳——天之气；太阴析出五谷之阴——地之味；天气地味化生合成中气，太阴敷布中气，敷布精微，敷布五谷的阴味——脾为胃行其津液。

太阴在天之六气中为湿土，与手太阴肺经足太阴脾土相合。太阴脾与阳明胃相表里，于中焦运旋；脾气升，胃气降，磨化五谷，吸收四气五味，化生后天中气。中气运旋敷布四维，濡养藏府四肢百骸。中气的漩涡能聚集能量，吸纳阴阳，使之升浮降沉，成为生命的基础。

太阴比如桃核的硬壳，连接于枝条，把根部送来的营养地味，敷布于外荣养三阳，使桃子长大，三阳之气经之内入于三阴，使封藏于内。是太阴为"开"的作用。类似于太阳的"开"。

太阴湿土之气

太阴在天之六气中为湿土，与足太阴脾土相合。

脾胃受盛饮食水谷，中焦脾升胃降，磨化五谷。脾胃受小肠丙火熏蒸，腐熟五谷，分解为精微，即内经所说"中焦如沤"。五谷精微化生气血津液，荣养周身。

脾胃之中气，化生四维，如同土生万物。故称为湿土。

胃府就像釜鼎一样，丙火在下熏蒸，腐熟水谷，析出五谷所承载的四气五味，形成湿热之气——中气，这个过程就像做饭。

"中焦如沤"者，沤为堆积发酵的过程。

手太阴肺金与足太阴脾相结，脾土升，肺金降，使湿土之气，降而归藏。

循经部位

《灵枢·经脉》：脾足太阴之脉，起于大指之端，循指内侧白肉际，过核骨后，上内踝前廉，上腨内，循胫骨后，交出厥阴之前，上膝股内前廉，入腹，属脾，络胃，上膈，挟咽，连舌本，散舌下。

其支者：复从胃别，上膈，注心中。

脾之大络：名曰大包，出渊腋下三寸，布胸胁。

出现病证：舌本强，食则呕，胃脘痛，腹胀善噫，得后与气，则快然如衰，身体皆重。

太阴病

太阴之为病，腹满而吐，食不下，自利益甚，时腹自痛，若下之，必胸下结鞕。

太阴病，脉浮者，可发汗，宜桂枝汤。

桂枝汤见前。

自利不渴者，属太阴，以其脏有寒故也，当温之，宜服理中、四逆辈。

太阴病，大便反鞕，腹中胀满者，此脾气不转也，宜白术枳实干姜白蜜汤；若不胀满，反短气者，黄芪五物汤加干姜半夏主之。

白术枳实干姜白蜜汤

白术三两　枳实一两半　干姜一两　白蜜二两

上四味，以水六升，先煮三味，去滓，取三升，纳白蜜烊消，温服一升，日三服。

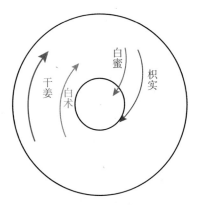

图6-1　白术枳实干姜白蜜汤圆运动图解

脾气不转，脾胃中气结滞，而腹胀便硬。

白术辛温，升脾土；干姜温中，助脾土升；枳实破结滞，理气降胃气；白蜜润燥，治疗大便硬，便燥。中气左升右降，去除结滞之气，运旋无碍，腹胀得除。

黄芪五物加干姜半夏汤

黄芪三两　桂枝三两　芍药三两　生姜六两（切）　大枣十二枚

（劈）　干姜三两　半夏半升（洗）

上七味，以水一斗，煮取五升，去滓，再煎取三升，分温三服。

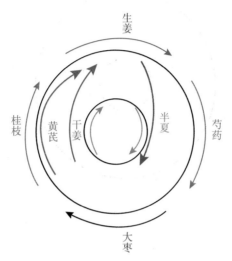

图6-2　黄芪五物加干姜半夏汤圆运动图解

中气不足，短气。

黄芪甘温补益中气，黄芪五物汤，运旋四维之轮，增强中气圆运动运旋之力；干姜温里，半夏降胃，增强中轴运旋之力。

半夏茯苓汤

太阴病，渴欲饮水，饮水即吐者，此为水在膈上，宜半夏茯苓汤。

◎半夏茯苓汤

半夏一升　茯苓四两　泽泻二两　干姜一两

上四味，以水四升，煮取三升，去滓，分温再服，小便利，则愈。

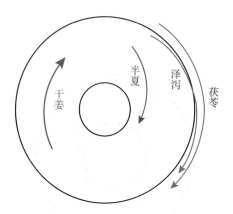

图6-3 半夏茯苓汤圆运动图解

水在膈上，湿土之气受寒，气化为水，成为水饮。

干姜温里，温散寒气；茯苓、泽泻渗湿利水，半夏攻逐水饮，应使用水半夏。

太阴病，下利，口渴，脉虚而微数者，此津液伤也，宜人参白术芍药甘草汤。

人参白术芍药甘草汤

人参三两　白术三两　芍药三两　甘草二两（炙）

上四味，以水五升，煮取三升，去滓，温服一升，日三服。

芍药甘草酸甘化阴，人参补阴，补益中气。白术辛温升脾止下利。

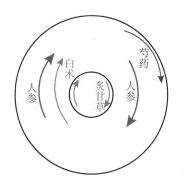

图6-4　人参白术芍药甘草汤圆运动图

厚朴四物汤

太阴病，不下利、吐逆，但苦腹大而胀者，此脾气实也，厚朴四物汤主之。

◎厚朴四物汤

厚朴二两（炙）　枳实三枚（炙）　半夏半升（洗）　橘皮一两

上四味，以水五升，煮取三升，去滓，温服一升，日三服。

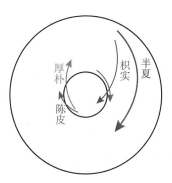

图6-5　厚朴四物汤圆运动图解

脾胃气滞，理气散结。

陈皮，去宛陈莝。厚朴温升理气，枳实苦寒，破积聚寒热，半夏降胃止吐逆。

理中加黄芪汤

太阴病，不吐、不满，但遗矢无度者，虚故也，理中加黄芪汤主之。

◎理中加黄芪汤

人参三两　白术三两　干姜三两　甘草三两（炙）　黄芪三两

右五味，以水八升，煮取三升，去滓，温服一升，日三服。

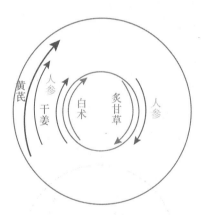

图6-6　理中加黄芪汤圆运动图解

中气虚而陷下。

桂枝去芍药加茯苓白术汤

太阴病，欲吐不吐，下利时甚时疏，脉浮涩者，桂枝去芍药加茯苓白术汤主之。

◎桂枝去芍药加茯苓白术汤

桂枝三两　甘草二两（炙）　茯苓三两　白术三两　生姜三两（切）　大枣十二枚（擘）

上六味，以水八升，煮取三升，去滓，温服一升，日三服。

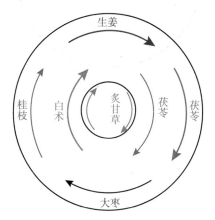

图6-7　桂枝去芍药加茯苓白术汤圆运动图解

中气虚，健脾利湿。

厚朴枳实白术甘草汤

太阴病，有宿食，脉滑而实者，可下之，宜承气辈；若大便溏者，宜厚朴枳实白术甘草汤。

◎厚朴枳实白术甘草汤

厚朴三两　枳实三两　白术二两　甘草二两

上四味，以水六升，煮取三升，去滓，温服一升，日三服。

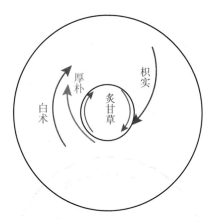

图6-8　厚朴枳实白术甘草汤方圆运动图解

厚朴枳实破除中焦脾胃的宿食积滞，白术健脾利湿补中，止泻。

少阴篇

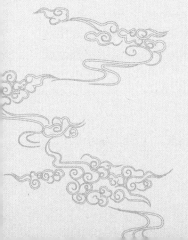

概述

太阴化生的中气，内输于少阴，化生精气，并藏于少阴，"藏精气而不泄"。

手少阴心和足少阴肾，心藏神，肾藏精。

少阴是三阴的枢，中枢，是控制指挥的核心，心的神是光明，如同君主，是整个五脏六腑的主宰。少阴君火以其明耀如日，成为"主运转者也"，"天运当以日光明"；主明则下安，无为而治。

肾藏精，是先天之本；如果用一个桃子做比喻，桃仁就是少阴，所藏的精气，是种子的储备能量。

"五藏藏精气而不泄"，肾主骨，肾精化生骨髓。脑为髓海。肾藏志；志通"识"，肾精气足可使人记忆力增加，长志不忘。志通"智"，肾精足则聪明智慧。

心与肾的关系，用一盏灯来比喻，灯油是肾精，灯火就是心神。精的外现就是心神，精足则神明。

肾是水火之藏，肺金所生之水，归藏于肾；三焦相火下降亦归藏于肾水，所以肾水有阴中涵阳的"坎"之象。肾中之阳亦称命门火。

肾水上升，心火下照，成"既济"之象。

少阴外合太阳，相为表里。病邪传变可能会从太阳表陷入少阴。"治五脏者，半死半生也"，病邪传变至少阴，已经非常危重。

循经部位

心手少阴之脉，起于心中，出属心系，下膈，络小肠；其支者，从心系，上挟咽，系目系；其直者，复从心系，却上肺，下出腋下，下循臑内后廉，行太阴心主之后，下肘内，循臂内后廉，抵掌后锐骨之端，入掌内后廉，循小指之内出其端。

肾足少阴之脉，起于小指之下，邪走足心，出于然骨之下，循内踝之后，别入跟中，以上腨内，出腘内廉，上股内后廉，贯脊属肾，络膀胱。其直者，从肾上贯肝膈，入肺中，循喉咙，挟舌本。

其支者，从肺出，络心，注胸中。

少阴病

少阴之为病，脉微细，但欲寐也。

少阴封藏精气，唯嫌其不足，不足则脉微细，但欲寐。

麻黄附子细辛汤

少阴病始得之，反发热，脉沉者，麻黄附子细辛汤主之。

◎麻黄附子细辛汤

麻黄二两　附子一枚（炮去皮，破八片）　细辛二两

上三味，以水一斗，先煮麻黄，减二升，去上沫，纳诸药，煮取三升，去滓。温服一升，日三服。

少阴经络病，寒入于少阴之表，脉沉细，发热，用发散之法，使邪之来路成邪之出路。

细辛辛温，发散少阴寒邪，从内达外。麻黄启表闭，驱邪外出。附子辛温，通经温里。

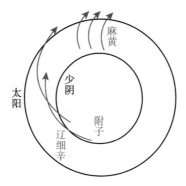

图7-1　麻黄附子细辛汤圆运动图解

麻黄附子甘草汤

少阴病，得之二三日，麻黄附子甘草汤微发汗。以二三日无里证，故微发汗也。

◎麻黄附子甘草汤

麻黄二两　附子一枚（炮去皮，破八片）　甘草二两（炙）

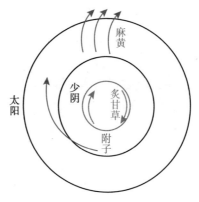

图7-2　麻黄附子甘草汤圆运动图解

上三味，以水七升，先煮麻黄一二沸，去上沫，纳诸药，煮取三升，去滓。温服一升，日三服。

附子汤

"少阴病，身体痛，手足寒，骨节痛，脉沉者，附子汤主之。

少阴病，得之一二日，口中和，其背恶寒者，当灸之，附子汤主之。"

◎附子汤

附子二枚（炮去皮，破八片）　茯苓三两　人参二两　白术四两　芍药三两

上五味，以水八升，煮取三升，去滓。温服一升，日三服。

少阴阳虚，症见手足寒，背恶寒，关节痛的寒湿痹证，附子辛温散里寒。

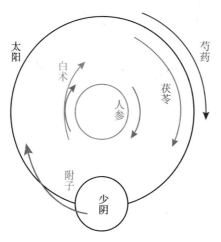

图7-3　附子汤圆运动图解

当归四逆汤

少阴病，脉微而弱，身痛如掣者，此荣卫不和故也，当归四逆汤主之。

◎ 当归四逆汤

当归三两　芍药三两　桂枝三两　细辛三两　木通三两　甘草二两（炙）　大枣二十五枚（劈）

上七味，以水八升，煮取三升，去滓。温服一升，日三服。

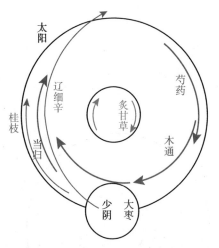

图7-4　当归四逆汤圆运动图解

脉微而弱，血虚，脉络不畅。外有荣卫不和。

桂枝汤加当归、细辛、木通，去生姜。木通，通利血脉。当归补血。

黄连阿胶汤

少阴病，得之二三日以上，心中烦，不得卧者，黄连阿胶汤主之。

◎黄连阿胶汤

黄连四两　黄芩二两　芍药二两　阿胶三两　鸡子黄二枚

上五味，以水六升，先煮三物，取二升，去滓，纳胶烊尽，小冷，纳鸡子黄，搅令相得。温服七合，日三服。

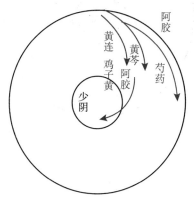

图7-5　黄连阿胶鸡子黄汤圆运动图解

心烦，不得卧，阴不足。热能耗阴，用黄连黄芩清热，阿胶补心肺之阴。鸡子黄，有少阴"坎"之象，引阳入阴，能补少阴。

苦酒汤

少阴病，咽中伤，生疮，痛引喉旁，不能语言，声不出者，苦酒汤主之。

◎苦酒汤

半夏十四枚（洗，破如枣核） 鸡子一枚（去黄，纳上苦酒，着鸡子壳中）

上二味，纳半夏，著苦酒中，以鸡子壳置刀环中，安火上，令三沸，去滓，少少含咽之。不差，更作三剂。

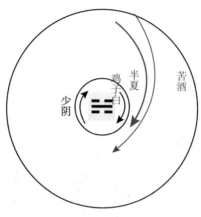

图7-6 苦酒汤圆运动图解

少阴肾经"其直者，从肾上贯肝膈，入肺中，循喉咙，挟舌本"。咽中伤，生疮，痛引喉旁，证属于肾阴不涵阳，用鸡子白补少阴之阴，半夏引阳入阴，苦酒酸收，使浮在上的相火归位。

白通汤

少阴病，下利，白通汤主之。

◎白通汤

葱白四茎 干姜一两 附子一枚（生用，去皮，破八片）

上三味，以水三升，煮取一升，去滓，分温再服。

白通加猪胆汁汤

少阴病，下利，脉微者，与白通汤；利不止，厥逆无脉，干呕烦者，白通加猪胆汁汤主之。服汤后，脉暴出者死，微续者生。

◎ 白通加猪胆汁汤

葱白四茎　干姜一两　附子一枚（生用，去皮，破八片）　人尿五合　猪胆汁一合

上五味，以水三升，先煮三物，取一升，去滓，纳人尿、猪胆汁，和令相得，分温再服。若无胆汁，亦可用。

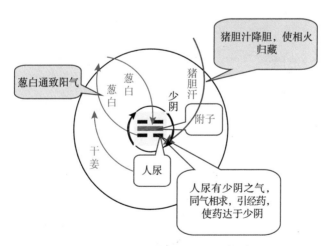

图7-7　白通加猪胆汁汤圆运动图解

下利为中下焦阳虚，不升。脉微为阳虚。干呕而烦，阴盛格阳。

葱白带须同用，葱中空外直，味辛温，可使阳气通达内外上下。经气不通则厥逆，故无脉，以葱白通阳气。附子温下焦命火。干姜温中散寒。猪胆汁降胆；人尿有少阴之气，同气相求，引经药，使药达于少阴。

真武汤

少阴病，二三日不已，至四五日，腹痛，小便不利，四肢沉重疼痛，自下利者，此为有水气，其人或咳，或小便不利，或下利，或呕者，真武汤主之。

◎真武汤

茯苓三两　芍药三两　白术二两　生姜三两（切）　附子一枚（炮去皮，破八片）

上五味，以水八升，煮取三升，去滓。温服七合，日三服。若咳者，加五味子半升，细辛、干姜各一两。若小便不利者，加茯苓一两；若下利者，去芍药，加干姜二两；若呕者，去附子，加生姜，足前为半斤。

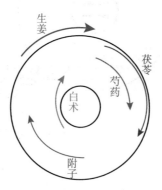

图7-8　真武汤圆运动图解

　　真武汤温肾中阳，命火足则下焦气化复常。白术升脾培土，通调水道，以土制水。茯苓色白降肺，可利去上焦水气，味甘淡入脾胃，可去中焦水气湿，通水道，利尿。芍药主入肺金，自水之上源，利水下行。生姜温中，散阴邪，去寒气。

厥阴篇

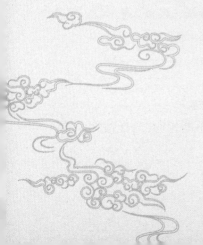

概述

如果用一个桃子比喻六经：皮毛就是太阳，桃肉就是阳明，桃核的壳就是太阴，桃核与桃肉交界就是少阳，桃仁就是少阴，胚芽就是厥阴。

少阴藏精，就像桃仁所藏的精气，是种子的储备能量；当胚芽萌发时，提供足够的能量。

而胚芽就是厥阴，阴极生阳，厥阴生发的时候从阴出阳，把少阴所储存的阴精，转化为苗芽，"水生木"。

刚刚发芽的状态就是"甲木"；厥阴和少阳相表里，阴阳相生。古文字"甲"字，是一个发芽的种子的象形，种子生芽后所戴的种皮裂开之象。

少阴的坎象，阴中涵阳，就是温暖的水，时节合适的时候，阴极生阳，少阴的"枢"就枢转，使少阴所藏的阴精，转化为木，"水生木"。由封藏状态转化为生发萌芽状态，就是少阴的"枢"到"阖"。种子的三阴不可分开，封藏蕴含的是新生。种皮种仁胚芽是不可分开的，太阴少阴厥阴亦如是。

"阖"有流通的意思，厥阴的"阖"如《内经》所言，有"生发""升发""发陈"之意。

厥阴胚芽化生的甲木，由生发而升发，畅条，生长为"乙"木。"乙"甲骨文字形，像植物屈曲生长的样子。

乙木蕃盛，就会开花，就是"木生火"。

开花后授粉结实，就是"火生金"。

果实成熟，精气封藏，就是"金生水"。

如此生长壮老已，生命的圆运动不断轮回，有情之生，循环往复，繁衍生息。

这个封藏转化为木为火的过程，还可以用油灯来描述：灯油如同少阴，灯芯就是厥阴，是输送转化的木，过去灯芯是用灯芯草做的。灯芯可以控制火苗的大小，就是厥阴的疏泄功能；灯芯到灯火，就是木生火。（当然比喻的这个"生"，是无情之生。）

厥阴的疏泄功能，就是"阖"。受纳从阴出阳的阴精，进行流量的调节控制，使其水转化为木，就像门扉开启的角度，可以全启，也可以半启。也可以说，像阀门控制流量一样。

心肾所藏的精和神，肾中所藏的精如同灯油，心中所藏的神如灯火之光明——神明——"君火之明"，此君火之明是中枢、枢机、发机，是主宰运转的中心，少阴枢主发出命令，少阳枢的功能是传达命令。开阖枢协同工作，不可分开。

心的君火之明合于日月，顺应日月的运行，人的身体开阖枢功能，任运天成，合于天道。

厥阴经

手厥阴心包络之脉，起于胸中，出属心包络，下膈，历络三焦。其支者：循胸出胁，下腋三寸，上抵腋下，循臑内，行太阴、少阴之间，入肘中，下臂，行两筋之间，入掌中，循中指，出其端。其支者：别掌中，循小指次指出其端。

足厥阴肝经起于足大趾上毫毛部（大敦），经内踝前向上至内踝上八寸处交出于足太阴经之后，上行沿股内侧，进入阴毛中，绕阴器，上达小腹，挟胃旁，属肝络胆，过膈，分布于胁肋，沿喉咙后面，向上入鼻咽部，连接于"目系"（眼球连系于脑的部位），上出于前额，与督脉会合于巅顶。

厥阴病

厥阴之为病，消渴，气上撞心，心中疼热，饥而不欲食，食则吐蚘，下之，利不止。

厥阴中风，脉微浮，为欲愈；不浮，为未愈。

乌梅丸

伤寒，脉微而厥，至七八日，肤冷，其人躁、无暂安时者，此为脏厥，非蛔厥也。蛔厥者，其人当吐蛔。今病者静，而复时烦，此为脏寒，蛔上入其膈，故烦。须臾复止，得食而呕又烦者，蛔闻食臭出，其人当自吐蛔。蛔厥者，乌梅丸主之。又主久利。

◎乌梅丸

乌梅三百枚　细辛六两　干姜十两　黄连十六两　当归四两　附子六两（炮去皮）　蜀椒四两（出汗）　桂枝六两（去皮）　人参六两　黄柏六两

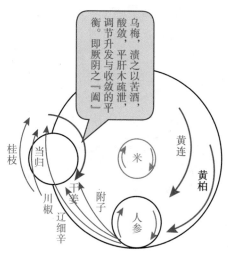

乌梅，渍之以苦酒，酸敛，平肝木疏泄，调节升发与收敛的平衡。即厥阴之「阖」

图8-1　乌梅丸圆运动图解

上十味，异捣筛，合治之，以苦酒渍乌梅一宿（纳地之阴气），去核，蒸之五斗米下。饭熟，捣成泥，和药令相得，纳臼中，与蜜，杵二千下，丸如梧桐子大。先食饮，服十丸，日三服，稍加至二十丸。禁生冷、滑物、臭食等。

厥阴因寒不升，陷而化热，寒热错杂。厥阴之气下陷所化的风，或为热，或郁而湿热生虫。

干姜温里散寒、附子辛温温经散寒，细辛辛散而达外、川椒温散，桂枝温升木气，当归温润而升；诸药温升肝木，通畅经络，起到"发陈"，"春有鸣条律畅之化"的生发作用。

木气畅达则不化风，虫所处的湿热解，虫自消。川椒，细辛，皆能畅达郁结之风气。

人参补气血。

乌梅，渍之以苦酒，酸敛，平肝木疏泄，调节升发与收敛的平衡。即厥阴之"阖"。

黄连清热，黄柏清湿热；湿热除，则虫没有存在的环境。

蒸之五斗米下，饭熟，捣成泥，和为丸。得五谷之气，养脾胃中气。

用以治蛔厥，寒热错杂厥阴等证。

厥阴络阴器，下体湿痒等症亦属厥阴证。

吴茱萸汤

肝脏结，则两胁痛而呕，脉沉弦而结者，宜吴茱萸汤。

干呕，吐涎沫，头痛者，吴茱萸汤主之。

呕而胸满者，吴茱萸汤主之。

◎吴茱萸汤

吴茱萸一升　人参三两　生姜六两（切）　大枣十二枚（劈）

上四味，以水七升，煮取二升，去滓，温服七合，日三服。

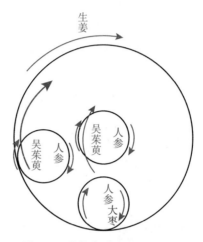

图8-2　吴茱萸汤圆运动图解

厥阴肝经有寒，则头痛。吴茱萸辛苦温散寒，降逆，疏土和胃，止呕。温散肝寒，达畅肝木。

人参附子汤

伤寒六七日，大下后，寸脉沉而迟，手足厥逆，下部脉不至，咽喉不利，唾脓血，泄利不止者，为难治，人参附子汤主之。

◎人参附子汤

人参二两　附子一枚　干姜二枚（炮）　半夏半升　阿胶二两　柏叶三两

上六味，以水六升，煮取二升，去滓，纳胶烊消。温服一升，日再服。

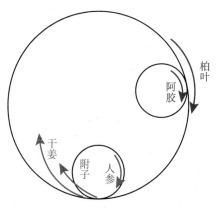

图8-3　人参附子汤圆运动图解

手足厥逆，下部脉不至；少阴下元虚甚，厥阴生化无源；用人参、附子、干姜温补下元。用柏叶清金降相火，阿胶降润肺金，以治咽喉不利，唾脓血。

麻黄升麻汤

伤寒六七日，大下后，寸脉沉而迟，手足厥逆，下部脉不至，咽喉不利，唾脓血，泄利不止者，为难治，麻黄升麻汤主之。

伤寒本自寒下，医复吐下之，寒格，更逆吐下，麻黄升麻汤主之。若食入口即吐，干姜黄芩黄连人参汤主之。

◎麻黄升麻汤

麻黄二两半（去节）　升麻一两　知母一两　黄芩一两半　桂枝二两　白术一两　甘草一两（炙）

上七味，以水一斗，先煮麻黄去上沫，纳诸药，煮取三升，去滓。温服一升，日三服。

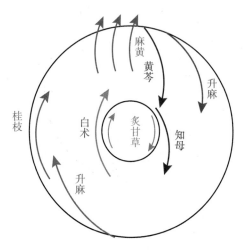

图8-4　麻黄升麻汤圆运动图解

误下伤阳，表证仍未解。寒热错杂，阳郁于上，咽喉不利，唾脓。升麻透达郁阳，升清；从至高清降。黄芩、知母清在上郁热。手足厥逆，寸脉沉迟，泄利不止。误下，表不运，轮运行不畅，及于轴，中气不足，有寒湿停滞。用白术、炙甘草运中。

干姜黄芩黄连人参汤

干姜三两　黄芩三两　黄连三两　人参三两

上四味，以水六升，煮取二升，去滓。分温再服。

寒热错杂，用干姜温中，人参补中气，黄芩、黄连清热。

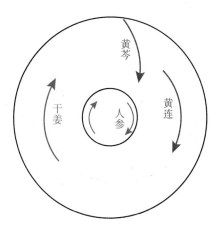

图8-5　干姜黄芩黄连人参汤圆运动图解

柏叶阿胶汤

下利，寸脉反浮数，尺中自涩者，必圊脓血，柏叶阿胶汤主之。

◎ 柏叶阿胶汤

柏叶三两　阿胶二两　干姜二两（炮）　牡丹皮三两

上四味，以水三升，先煮三味，取二升，去滓，纳胶烊消。温服一升，日再服。

下利，下焦有寒。干姜温里散寒。

寸浮数，上焦有热。寒热错杂，柏叶降金清上热。

丹皮辛寒，治瘀血留滞肠胃；治下痢，有血。

阿胶润降肺金，治尺脉涩，津枯。

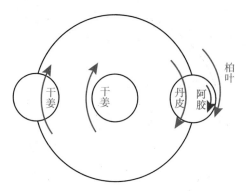

图8-6　柏叶阿胶汤圆运动图解

白头翁汤

下利，欲饮水者，以有热故也，白头翁汤主之。
热利下重者，白头翁汤主之。

◎ 白头翁汤

白头翁二两　黄连三两　黄柏三两　秦皮三两

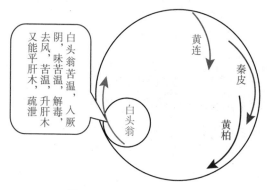

图8-7　白头翁汤圆运动图解

上四味，以水七升，煮取二升，去滓。温服一升；不愈，更服一升。

白头翁苦温，入厥阴，味苦温，解毒，去风，苦温，升肝木又能平肝木，疏泄。秦皮苦寒，清热。黄连清热解毒。黄柏清下焦湿热。

甘草粉蜜汤

病人呕吐涎沫，心痛，若腹痛，发作有时，其脉反洪大者，此虫之为病也，甘草粉蜜汤主之。

◎甘草粉蜜汤

甘草二两　粉一两（即铅粉）　蜜四两

上三味，以水三升，先煮甘草，取二升，去滓，纳粉、蜜搅令和，煎如薄粥，温服一升。差，止后服。

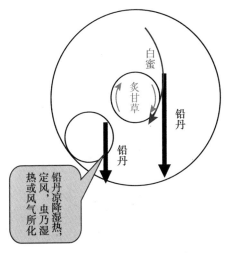

图8-8　甘草粉蜜汤圆运动图解

铅粉治吐逆，胃反，惊痫癫疾，除热下气。铅属金，重坠。能驱虫。甘草和蜜，味极甘，甘能缓急，运中轴；在运中轴同时，加重坠的铅丹，止其逆上，并逐出之。铅丹还有杀虫的作用，以至重之金止风定风，虫乃湿热或风气所化。

我曾听父辈说过我村中医张世赞先生用甘草粉蜜汤治疗胆道蛔虫的病例：当时我们村有一个女孩十五六岁，腹痛至昏厥，被拉去医院，因为没钱手术治疗，又被拉回家。路过我们村中医张先生诊所门口，张先生问知情由，说用甘草煮水加蜂蜜能治，给配上药，女孩服后泻下一大团蛔虫。问其故，答，蛔虫喜欢吃甜，甘草非常甜，再加上蜂蜜，甜上加甜，就把虫甜死了。当时觉得挺有意思，后读《伤寒论》才知道用的是甘草粉蜜汤。以此事问起过张先生，确有其事，当年的女孩现在已经六十多岁了。

茯苓泽泻汤

消渴，欲饮水，胃反而吐者，茯苓泽泻汤主之。

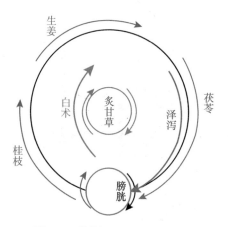

图8-9 茯苓泽泻汤圆运动图解

◎ 茯苓泽泻汤

茯苓半斤　泽泻四两　甘草二两　桂枝二两　白术三两　生姜四两

上六味，以水一斗，煮取三升，去滓。温服一升，日三服。

补中运旋中轴，并右降利水。

小柴胡加茯苓汤

小便痛閟，下如粟状，少腹弦急，痛引脐中，其名曰淋，此热结在下焦也，小柴胡加茯苓汤主之。

◎ 小柴胡加茯苓汤

柴胡半斤　黄芩三两　人参二两　半夏半升（洗）　甘草三两　生姜二两（切）　大枣十二枚（劈）　茯苓四两

上八味，以水一斗二升，煮取六升，去滓，再煎，取三升，温服一升，日三服。

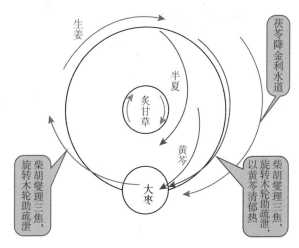

图8-10　小柴胡加茯苓汤圆运动图解

肾气丸

虚劳腰痛，少腹拘急，小便不利者，肾气丸主之。

消渴，小便多，饮一斗，小便亦一斗者，肾气丸主之。

◎肾气丸

地黄八两　薯蓣四两　山茱萸四两　泽泻三两　牡丹皮三两　茯苓三两　桂枝一两　附子一枚（炮）

上八味，捣筛，炼蜜和丸，如梧桐子大，酒下十五丸，渐加至二十五丸，日再服。不能饮者，白饮下之。

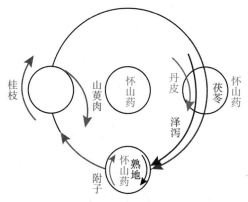

图8-11　肾气丸圆运动图解

烧裈散

伤寒阴阳易之为病，其人身体重，少气，少腹里急，或引阴中拘挛，热上冲胸，头重不欲举，眼中生花，膝胫拘急者，烧裈散主之。

◎ 烧裈散

妇人中裈近隐处，取烧作灰。

上一味，水服方寸匕。日三服，小便即利，阴头微肿，此为愈也。妇人病，取男子裈烧服。

祛邪之法，洁净府，也有引邪入阳明，阳明属土，无所复传，从阳明随大便排出体外。邪气物以类聚，同气相感，烧裈散污浊之气能够使血分经络中之淫邪复归于阳明。

医案1例

2012年3月28日诊

王某某，女，33岁，河北人。

今年正月人工流产后1周内同房，致咽痛，身热，骨蒸，夜不能寐，痛苦莫名。曾服引火汤，有些好转。

刻：面赤如妆，舌淡，苔腻；咽喉干痛，头晕，不能思虑，手足心发热，夜不能寐；恶心欲吐，噫气；足跟痛；便秘十余年。

脉两寸弦细，关尺弱。

乌梅30g　龟板30g　菟丝子30g　生半夏30g

砂仁10g（后下）　茯苓45g　柴胡炭10g　鳖甲30g

荆芥穗炭15g　墓头回30g　盐黄柏15g　炒白术30g

怀牛膝30g　白参18g　七剂

每剂加水一升，文火煮40分钟，日服三次。

忌房事百日。

2012年4月5日电，服七剂，已不发热，能安卧，睡眠整宿；呕止，能食。

嘱守方服半月。

2012年4月15日二诊：前方服数剂，诸症均退；但服至十剂，诸症又作。

刻：面色浮赤，全身燥热，不寐，干咳。

脉细数，两寸弦细。

诊为阴阳易，气上而不降。

生半夏45g　砂仁米10g　　茯苓30g　炒白术30g

怀牛膝30g　炙甘草15g　白参须30g　女贞子30g

炮姜15g　益智仁30g　补骨脂30g　乌梅30g

墓头回30g　龟板30g　七剂

烧裈散为引，煮服法如前。

此方服后，诸症全消。

2012年7月5日电，早已不服汤药，偶服丸剂调理。在做一些力所能及的公益助人之事。

按：医圣《伤寒论》烧裈散之用于阴阳易之病，应用得当，效如桴鼓。思之：产后月内，妇人元气大虚，经脉受损尚未修复，而行房事，婬欲耗伤精气是其一害。男精冲其血脉，使经血不归其部，或致倒经、闭经，甚则血崩是其二害。男女之欲火成毒伏于骨髓、经络，遂成骨蒸，其害三也。妇人伤于房室，耗散其精，阴炎炽盛，故咽干痛、五心烦热，骨蒸，夜不成寐。下元亏虚，不能纳气，故气逆于上，则噫呃欲呕，不能食。盖此病极难治，若治之不当，必死。

医圣仁心传此良方，以亡羊补牢耳。裈裆近隐处，烧灰，其气与婬毒一气相求，而服之使归阳明胃；阳明胃受纳百谷为经脉之海，土厚德载物，万物归之而不复传，故以裈裆之气引骨髓、经络之婬毒使归胃肠，而排出体外！圣人之慧思，处方之妙寓，巧夺天工！

附:

古人对房事禁忌甚多，特别是胎前禁绝房事、产后百日严禁同房，经期禁绝房事。实为特别重要的禁忌，犯之多病夭损寿。

逢交节气日戒色，特别是二立、二至、四分（立春、春分、立夏、夏至、立秋、秋分、立冬、冬至）乃天地阴阳更替之时，身体亦应之，若行房欲，最难保护阴阳之正常消长；特别是二至，阳极生阴、阴极生阳之时，极易使人之气与四时不相保。

疾风暴雨，雷电晦暝，日月薄蚀，乃天地四时不正之气戾盛，犯者受祸得病。

醺暑严寒，病余产后，醉酒饱食，空腹远行，子时五更，乃身体正气虚弱之时，犯之损身多病。

另正色戒期如下：

正月初一、初三、初五、初六、初七、初九、十四、十五、十六、二十五、二十七、二十八、三十（小月即戒二十九，后同）。

二月初一、初三、十五、十八、十九、二十五、二十八、三十。

三月初一、初三、初九、十五、十六、十八、二十五、二十七、二十八、三十。

四月初一、初三、初四、初八、十四、十五、二十五、二十七、三十。

五月初一、初三、初五、初六、初七、十三、十五、十六、十七、二十五、二十六、二十七、二十八、三十。

六月初一、初三、十五、十九、二十三、二十四、二十五、二十七、二十八、三十。

七月初一、初三、初七、初十、十五、二十五、二十七、

二十八、三十。

八月初一、初三、初十、十五、二十五、二十七、二十八、三十。

九月初一至初九、十五、十七、十九、二十五、二十七、二十八、三十。

十月初一、初三、初六、初十、十五、二十五、二十七、二十八、三十。

十一月初一、初三、初六、十一、十五、十七、十九、二十五、二十八、三十。

十二月初一、初三、初七、初八、十五、十六、二十、二十四、二十五、二十七、二十八、除夕。

结　　语

　　书难尽言，言难尽意。只能以示意图的方式粗略揣测伤寒论经旨，读者需仔细研读《黄帝内经》《神农本草经》加以用圆运动方法来理解，然后参考本书所述，便于认真研读《伤寒杂病论》原文。

　　书以"半瓶之水"以示"水中之月"，读者当知"月在天心水在瓶"，此"指月之意"也。

张涵